U0391957

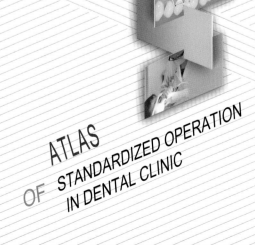

ATLAS
OF STANDARDIZED OPERATION
IN DENTAL CLINIC

口腔临床操作技术丛书

牙科临床规范化操作图谱 第2版

ATLAS OF STANDARDIZED OPERATION IN DENTAL CLINIC

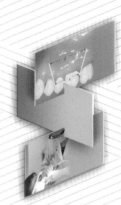

主　编　余　擎

副主编　王捍国　范晓敏　韩　冰

审　阅　赵铱民

编　者（按姓氏笔画排序）

卫克文　马志伟　马丽芳　马　威

王捍国　王　博　田　宇　邝　容

吕海鹏　邢向辉　朱庆林　李玉成

李　丹　刘晓燕　毕惠贤　吴国锋

吴　舜　汪　涛　余　擎　张云飞

张亚庆　张　芳　张　旻　陈金武

林　媛　周泽渊　屈铁军　范晓敏

姜　永　赵　雯　赵蕊妮　秦瑞峰

殷　霄　董文波　韩　冰　韩　晟

人民卫生出版社

图书在版编目（CIP）数据

牙科临床规范化操作图谱/余擎主编. —2版. —北京：人民卫生出版社，2014

ISBN 978-7-117-18529-5

Ⅰ.①牙… Ⅱ.①余… Ⅲ.①牙疾病–治疗–技术操作规程–图谱 Ⅳ.①R781.05–65

中国版本图书馆CIP数据核字（2014）第007982号

人卫社官网	www.pmph.com	出版物查询，在线购书
人卫医学网	www.ipmph.com	医学考试辅导，医学数据库服务，医学教育资源，大众健康资讯

牙科临床规范化操作图谱
（第2版）

主　　编：余　擎
出版发行：人民卫生出版社（中继线 010-59780011）
地　　址：北京市朝阳区潘家园南里 19 号
邮　　编：100021
E - mail：pmph @ pmph.com
购书热线：010-59787592　010-59787584　010-65264830
印　　刷：中农印务有限公司
经　　销：新华书店
开　　本：787×1092　1/16　印张：18
字　　数：438 千字
版　　次：2009 年 9 月第 1 版　2014 年 4 月第 2 版
　　　　　2022 年 8 月第 2 版第 6 次印刷（总第 10 次印刷）
标准书号：ISBN 978-7-117-18529-5/R・18530
定　　价：128.00 元
打击盗版举报电话：010-59787491　E-mail：WQ @ pmph.com
（凡属印装质量问题请与本社市场营销中心联系退换）

2版前言

　　《牙科临床规范化操作图谱》第1版于2009年9月出版，出版5年来累计重印4次，深得广大口腔医务工作者喜爱，尤其不少基层医院将其作为医师培训的教材，我们也以此为基础举办过多期国家级继续教育学习班，并于2013年正式为口腔临床专业学位研究生开课。在教学实践的同时，我们越来越体会到近年来牙科临床技术的迅猛发展，新材料、新技术、新方法不断涌现，所以当人民卫生出版社邀请我们编写第2版时，我们欣然接受，开始了新的编写征途。

　　在广泛征求读者、编者、同行等意见建议后，经过编委会的反复讨论，确定了编写大纲和章节体例。历经一年半的撰稿、讨论、修订等过程，第2版终于完稿。全书共30万字，1000余幅照片，内容全面、图文并茂、形象直观。相对第1版，新增加内容有第五章《规范化整体诊疗计划》（指导诊疗计划的新理念，非常重要）、第六章第二节《口腔摄影》（口内、口外的牙科照相是牙科病例记录、学术交流和教学的重要方法）、第七章第一节《橡皮障隔离技术》和第二节《印模制取和模型灌注技术》（牙科临床基本操作，很重要）、第六节《牙齿漂白术》、第九节《嵌体修复术》、第十三节《牙种植术》（牙科重要的操作技术）以及第十六节《显微根尖手术》（牙髓病学外科治疗的最新进展）。调整内容有：第一章第二节由《就诊环境》修订为《诊疗单元设置》，面向广大开业全科牙医，为其诊所设置等提供指导和参考；原第五章第四节《充填术》拆分为《银汞合金充填术》和《树脂粘接修复术》两节，粘接修复是发展趋势，加以详细介绍。

　　在编写过程中，得到医院、各科室领导和机关多方面的指导、支持、鼓励和帮助。部分病例照片来自牙体牙髓病科王舒永和穆云静医师，同仁麻明歌、白庆霞、王婷、杨荣等在编写过程中提供的大力协助，在此一并致谢。

同时，还要特别感谢人民卫生出版社刘红霞编辑的安排和指导，使本书能够顺利出版。

为了进一步提高本书的质量，以供再版时修改，因而诚恳地希望各位读者、专家提出宝贵意见，使本书更为完善。

1版序

　　牙科是一门要求精细操作的临床学科。它的所有诊疗操作都是在狭小的口腔中进行，通常一个牙位就需要有一个特殊的视角，许多情况下还必需借助口镜和显微镜。这种特殊性不仅对临床医生的技能提出了很高的要求，而且对医生们姿势、体位、操作技术、工作环境以及患者们的体位、角度都有要求。正确的操作技术、姿势体位、工作环境不仅有助于提高临床的工作效率，达到最佳的诊疗效果，还可以维护医务人员的健康，有效地防止颈椎病等职业病的发生。因此，对牙科医务人员进行临床的规范化操作培训，养成规范的工作模式和良好的工作习惯是非常重要的。

　　所谓牙科临床的规范化操作，实际上包含两层含义。广义上讲它包括牙科的诊疗环境、医护人员形象、语言艺术、操作姿势和体位、消毒制度以及所有牙科的临床诊疗技术；狭义上主要是指在所有牙科临床诊疗行为当中能够让医生、助手、护士和患者都感到平衡、舒适、又能准确有效实施诊疗的姿势、体位和操作状态。

　　长期以来，我们缺乏规范化操作的理念，缺乏对牙科临床工作人员工作姿势、体态的要求和指导。很多牙科医生的工作姿势都处于弯腰、曲背、扭颈的强迫体位，因此工作多年的牙科医生易产生颈椎及腰背部的疾病，对健康带来很大影响。为解决这一难题，并提高诊疗水平，早在1945年，美国Kil Pathoric曾经提出所谓的"四手操作"；20世纪50年代以来牙科设备的三大改革：卧位椅、高速涡轮机和强力吸引器，促进了牙科治疗效率的提高；1960年美国牙科医生Dr.Beach首先提出了B.H.O.P with N.C.M（Balanced Home Operating Position with Natural Consistant Movement），中文可译为"平衡的家庭操作位"，其主导思想是要求牙科医生在处理病人时的姿态就像在家中坐着看书或者织毛活儿那样轻松自如，身体各个部位都处于平衡、放松的状态，没有任何紧张和扭曲。在这一理论的倡导下，四手操作得到了真正意义上的发展，并在60年代至80年代形成了一次遍及美国、西欧和日本的一次操作技术上的革命。1985年日本HPI（Human Performance and Informatics Institute）研究所在美国Dr.Beach的B.H.O.P with N.C.M的理论基础上又提出了"Pd"操作理论。"Pd"（Proprioceptive Derivation）意译为固有感觉诱导，用Pd理论指导下的四手操作就是所谓的Pd操作（Pd Performance）。

这些技术进步和操作思想共同组成了今天的牙科临床规范化操作模式，目前已在世界上很多国家应用和推广。由于多种原因，牙科临床规范化操作尚没有引起我国口腔医学院校及医务人员的高度重视，导致不规范的临床操作甚为普遍，不仅工作效率低，而且医务人员的职业病发病率也偏高，这种状况应引起我们的高度重视，使之尽快得以纠正。

《牙科临床规范化操作图谱》的出版，对改变这一现状可谓是雪中送炭。它以图解形式直观地为我们介绍诠释牙科临床的规范化操作。相信它能在帮助我们改变观念，推广普及规范化操作方面发挥积极的作用。

本书的编者是一群朝气蓬勃的青年人。他们将自己在国外学习工作中总结的经验和学到的知识汇集起来献给中国的同行们，为改进我们的工作，维护我们的健康服务，精神可嘉，工作可赞。

我希望我们同行们都来读读这本书，开卷必然有益！

"他山之石，可以攻玉。"

第四军医大学口腔医学院院长　赵铱民　少将
2009 年 5 月

6

1版前言

在日常的牙科临床工作中，广大口腔医师，无论是临床技能和经验丰富的专家、教授，年富力强的中青年医师，还是才接触临床工作的实习医生、研究生、进修生等，在规范化操作方面或多或少都存在各种各样的问题。如何推广规范化操作理念、尽快提高口腔医师的规范化操作水平？我们希望本图谱为广大口腔医师提供指导，全面掌握牙科规范化操作，提高临床治疗的效率和疗效，预防颈椎病等的发生。

全书共26万字，700余幅照片，内容全面、图文并茂、形象直观。共分为七章。第一章、第二章主要介绍规范化牙科临床的基本要素以及规范化接诊；第三章强调规范化操作的姿势和体位；第四章、第五章是本书的主要内容，详细介绍牙科临床的规范化检查和各项操作；第六章从医护配合的角度介绍规范化配合；第七章则是针对各类特殊患者的规范化操作。

在编写过程中，得到医院、各科室领导和机关多方面的指导、支持、鼓励和帮助。编写人员不辞辛劳地撰稿，多次讨论，反复修改，精心拍照，力求尽善尽美。另外，要特别感谢以下同仁在编写过程中提供的大力协助。他们是《华商报》记者张杰、口腔医学院牙体牙髓科董文波、何文喜、汪平、郗琳、黄贞贞、李娟、王唯、刘朝娟、樊晶、杨红、段晴月、王玮、尤苏霞、牛鑫、吕文、邓蓓、张爽、侯立鹏、李怡、陈建知、杨颖、董金山等，牙周科袁晓燕、陈俊，修复科李媛媛，以及特诊科李瑾、刘丽园等。

当然，鉴于水平、经验和条件，本书中难免有疏漏错误，还恳请国内外同道不吝赐教，提出宝贵意见和建议，以便再版时修订，使本书更为完善。

编　者
2009年5月

牙科临床规范化操作图谱（第2版）

ATLAS OF STANDARDIZED OPERATION IN DENTAL CLINIC

目　录

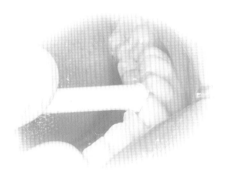

第一章

规范化牙科临床的基本要素

第一节 医护人员

　　以"治病救人"为宗旨的医疗工作，自古就是广大群众十分尊敬的职业。作为医务人员，尽心尽责地为患者提供最好的医疗服务，帮助患者减轻痛苦、恢复健康是我们的义务。

　　患者前来就诊，医院（诊所）"首次印象"至关重要，如医院（诊所）地理位置、内部装修以及工作人员的服饰、面貌、言行举止等都会给患者留下深刻的印象。首次印象好了，在以后的接触中如出现一些不愉快的事情，患者也会体谅、包容。相反，若首次印象不良，患者会更加挑剔、指责，而且可能另寻其他医院（诊所）治疗。

一、仪容仪表、着装

　　仪容仪表是一个人外部的形象，它能通过容貌、衣着、举止、表情、修饰来体现一个人的精神面貌。医护人员的仪表朴素大方、端庄文雅，体现它的风度；衣帽整洁、规范穿戴，反映它的职业要求。

　　工作服象征它所担当的职务，是责任的标志。它不仅起到保护患者的作用，还对患者的康复起良性的、积极的作用。工作服的颜色应以浅色为主，白色比较干净；粉色、蓝色、黄色及绿色较柔和；小碎花的工作服给人较家庭化的感觉。工作装领口不宜过大过低，严禁外观不整，不可出现残破、遍布污渍，沾有脏物、充斥异味、褶皱不平；鞋袜须搭配平衡，医护人员的鞋袜应以白色或奶白色为主，如果太鲜艳，会给患者造成不舒服的感觉（图1-1-1）。

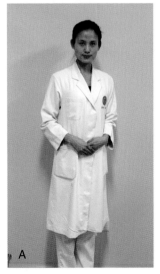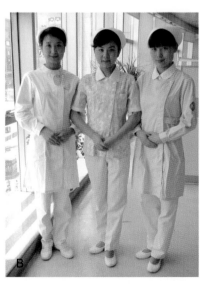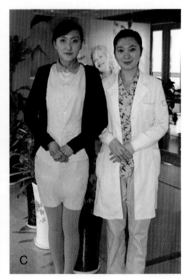

图1-1-1　医护人员服装
A. 医师服装　B. 护士服装　C. 医护服装

二、礼仪和举止

礼仪是人际交往中最易让人接受的做法。即在人际交往中，以一定的、约定俗成的程序方式来表现的律己敬人的过程。礼仪的作用，可内强个人素质，外塑医院形象，增进人际和谐，增加现代医院竞争的附加值。成功学大师拿破仑·希尔说："世界上最廉价，而且能够得到最大收益的一种特质就是礼节。"

医护人员得体的装扮，良好的礼仪，帮助其赢得好印象。礼仪是对患者的尊重，在尊重患者的前提下才能得到患者的尊重。

站立与患者交谈时，两脚平行打开，之间约10cm左右，张角45°，呈"V"字状，重心落于两脚之间，这种姿势不易疲劳；同时头部抬起，颈直，下颌微收，两眼平视，表情平和，面带微笑，双目平视前方，前后摆动时比较能保持平衡，气氛也能较缓和。肩自然舒展，挺胸收腹，两臂自然放松，垂于身体两侧，手指自然弯曲，虎口向前站立，表现出自信的态度。禁忌驼背耸肩，凹胸凸腹，撅臀屈膝，东倒西歪，两腿交叉或分开，双手抱肘、懒散、随便地倚在墙或电梯旁。

椅子的坐位方法：要注意，入座得法、落座无声、左进左出、离座谨慎。一般多半从椅子的左侧入座，上身不要靠着椅背，微微前倾，双手轻握于腿上或两手分开放于膝上，双脚的脚后跟靠拢，膝盖可分开一个拳头宽，平行放置。若是坐下或者站起时，动作过大碰出响声，摇晃抖动双腿或一条腿架在另一条腿上，坐下后腰背松塌懒散或过分后仰等则容易显得对患者不尊重。

视线的落点：平常面对面交谈，当双方对话时，视线落在对方的鼻间，偶尔可注视对方的双目，当诚心诚意想要恳请对方时，两眼可以注视对方的双目，虽然双目一直望着对方的眼睛能表现您的热心，但长时间注视亦会产生针锋相对之感。

手的指示方法：当需要用手指引样品或者模型或接引客人指示方向时，示指以下靠拢，拇指向内侧轻轻弯曲，指示方向（图1-1-2）。

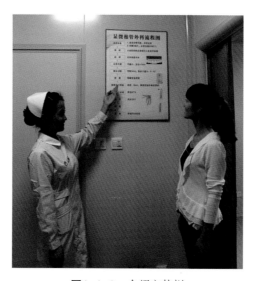

图1-1-2 介绍宣传栏

三、语言性沟通

众所周知，医护人员的工作对象是遭受病痛的人群，他们不仅躯体受到疾病的折磨，心理也同样受到不同程度的创伤，难以控制自己的情绪，对医护人员的言行举动十分敏感。患者到医院（诊所）就医，最根本的目的就是解除病痛、恢复健康。他们在享受先进医疗服务的同时，更渴望得到医务人员的关心和理解。医务人员点滴温暖都足以暖热患者"无助"的心、足以让患者对医务人员心生感激之情。在众多医疗纠纷中，抛却其中的医疗技术成分，个别医务人员缺乏爱心、缺乏同情心，是造成纠纷的一个重要因素。能否让患者摒弃消极、紧张情绪，以积极、乐观的精神面貌去直面疾病、配合治疗，尽可能取得圆满疗效，是每一个医护人员的首要任务。要达到此目的，除了高水平的医疗质量，医务人员的爱心、耐心、责任心、关心和理解将起到事半功倍的效果。

在临床工作中，能够认真倾听患者倾诉的医护人员并不多，认为患者啰嗦、烦人的，确实有发生。所以，医护人员在与患者交流时应针对不同患者采用不同的语言技巧，对慢性病患者和老年患者要语调轻柔；对急性痛苦患者谈话应少而精；对慢性子的患者说话应慢条斯理、详尽周到；对于性格急躁的患者应采取开门见山、直截了当。方法要因人而异，耐心解释，能使患者心情舒畅，鼓足勇气，安心治疗，增强与疾病斗争的信心和毅力。

（一）语言分类

1. 礼貌性语言　礼貌性语言是医护人员与患者满意沟通的前提，也是各行各业都在提倡的语言。因疾病带来的痛苦，对环境的陌生，心情烦躁，焦虑恐惧。护士要主动热情地接待患者，交谈中使用的礼貌语言，如"您好、谢谢、请"等，都使人感到亲切、融洽。

2. 安慰性语言　使用些安慰性语言，可以使患者感到温暖和体贴，使患者积极配合治疗。如患者有恐惧心理，护士可安慰患者说："某医师的技术非常好，这类操作属常规治疗，很多患者都是慕名来找他的，请您放心"，同时对患者说："您有什么需要可以对我们说，我们一定尽力帮您解决"等，使患者缓解紧张的情绪，让患者感到温暖和体贴（图1-1-3）。

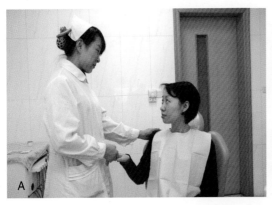
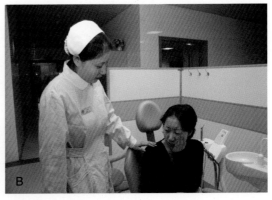

图1-1-3　安慰患者
A.轻握患者手进行安慰　B.鼓励患者使其放松心情

3. 解释性语言 患者层次不同，身份各异，医护人员应针对患者不同情况，做好耐心细致的解释说明工作，使患者了解自身病情，以坦然平静的心态接受检查治疗。部分患者同时患多种口腔疾病长时间受牙病困扰，性格变得粗暴、固执，常易把某些不满迁怒于医护人员，这时医护人员不能针锋相对，要对患者晓之以理、动之以情，从而赢得患者的信任与配合。

4. 鼓励性语言 鼓励性语言能增加患者战胜疾病的信心，临床工作中，鼓励性语言可使患者积极配合治疗，使患者增强战胜疾病的信心和勇气。如在给患儿做治疗时，应用"小朋友、坚强些、你真勇敢、你真棒"等鼓励性语言，这样孩子就会表现出坚强勇敢的样子，从而接受治疗（图1-1-4）。

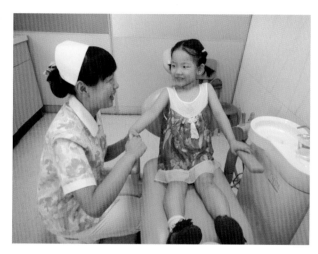

图1-1-4 鼓励性语言

（二）规范化语言

1. 导诊

（1）开诊前医护人员先向患者问好，如"大家好"、"大家早上好"、"大家下午好"、"患者及家属同志们早上好"等，并做必要的就诊说明。

（2）热情迎接患者，微笑服务，态度和蔼，如"请问您哪里不舒服？"、"请问需要我帮助您做些什么？"

（3）××号椅位在前方，请您跟着我走（图1-1-5）。

（4）回答患者问题简明、易懂；态度认真、耐心，如"很抱歉，今天患者比较多，请您在候诊区耐心等候，我们会根据挂号先后顺序安排就诊"。

（5）如果不能回答或解决患者的问题，不要说"不知道"，应向患者指明到相关科室或部门询问或解决。

2. 接诊

（1）"您好！我是××科护士×××，欢迎您来XX科就诊"。

（2）"为了给医师及患者营造一个安静的诊治环境，保证医疗质量，请陪护人在候诊区等候"。

（3）"今天的患者比较多，请您依次候诊，呼叫系统会按顺序叫号"（图1-1-6）。

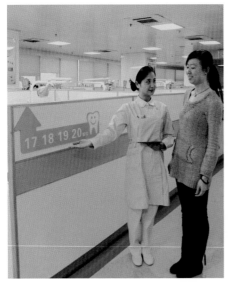

序号	姓名	性别	号别	椅位号
1	王淑芳	女	普通盘	31号椅位
1	王建绒	女	普通盘	32号椅位
1	王惠珍	女	副教授盘	19号椅位
2	王凤麟	女	普通盘	
3	苏耀先	男	普通盘	10号椅位
3	秦霞	女	教授盘	25号椅位
2	罗东波	男	普通盘	38号椅位
4	刘莉莉	女	普通盘	12号椅位
4	刘凯亮	男	普通盘	9号椅位
3	林鸣海	男	转科盘	29号椅位

请刘凤霞到28号椅位就诊！

图1-1-5 带领患者到椅位　　　　图1-1-6 呼叫系统

（4）"到您就诊了，请您跟我来"。

（5）"请您坐上椅位，现在我要将椅位调至诊疗位置，请您注意！"

（6）"您的治疗今天就到这里，请稍候，我帮您预约下次就诊的时间"。

（7）"请您按照预约时间，按时就诊，复诊时请挂号，并带上门诊病历，再见！"

3. 接听电话

（1）电话铃响两声后接听，迟接要有致歉声，铃响3~5声时接听应说："让您久等了"，5声以上要说："很抱歉，让您久等了"。

（2）问候"您好！"，并介绍自己的科室。声调柔和、悦耳、热情。询问对方找谁、有何事，态度耐心、和蔼、亲切。

（3）接听找人电话时，应说："对不起，请稍等"（等候时间一般为30秒，不宜超过1分钟）。向某人传呼电话时，应走到跟前轻声转达，不要大声喊叫。如所找的人不在，应礼貌告知对方其去向或询问对方是否需要转达留言，并记下来电话者的姓名、事由，对方留言要复述。

（4）谈话结束时说"再见"，等对方挂机后再轻放电话。

（5）避免在单位打私人电话，如为私人电话应简便叙述，不应超过3分钟。

（6）若对方拨错电话，也应亲切应对说："对不起，这里是××医院（诊所）××科，请问您拨的是××号码吗？"

（7）若电话声音听不清，应立即告知对方说："对不起，也许是我的电话出了问题，您再复述一遍好吗？"

（本节部分图片在西安曲江时代口腔门诊部拍摄，谨表衷心感谢）

第二节 诊疗单元设置

一、接 待 区

接待室是患者进入牙科门诊时最先接触到的地方，能够很大程度地影响患者对牙科门诊产生的第一印象。只有配以独特的设计、装修格调，方能彰显牙科门诊的特色（图1-2-1）。

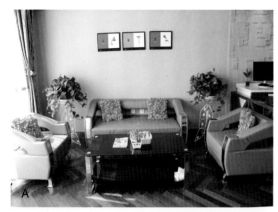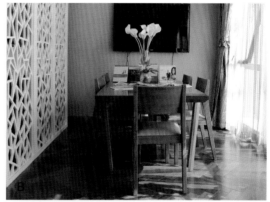
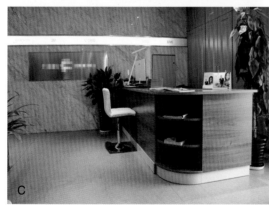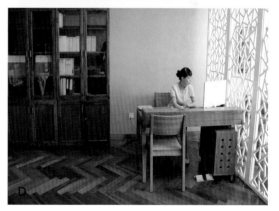

图1-2-1 接待室

接待服务台是连接接待室和治疗室的桥梁，是接待室内最重要的设施。犹如一个酒店的前台，得体的设计、造型、选材、光线等都会给患者留下美好的第一印象。布局合理，位置、大小适中的接待服务台，能够使患者感觉更加舒适，接待人员工作有序，有利于咨询、缴费、预约等工作的顺利进行。接待服务台可分为预约咨询和缴费两个区域。接待服务台的高度以1~1.2m为宜，不应超过1.2m，台面长度1.5m为宜，宽度在0.8m左右。

接待台内侧工作面积不宜过小，且要有一定的深度。接待服务台的光线必须充足，最好采用吸顶式白炽灯，并具备光强度调节功能。与诊疗区相比，接待室的色调应该相对柔和，以营造一种比较温馨的气氛。

二、诊 疗 区

口腔诊疗区内应保持环境整洁。每日对口腔诊疗区域进行清洁、消毒，每日定时进行空气净化或者通风，对可能造成污染的诊疗区域及时进行清洁、消毒处理。每周对环境进行一次彻底清洁、消毒。

诊疗区内应设有口腔综合治疗台、操作边台、空气净化设备、急救设备等。随着口腔诊疗设备的发展，现今电子办公设备、显微设备、四手操作设备等也是诊疗区内必不可少的设施（图1-2-2）。诊疗区内每台口腔综合治疗台净使用面积不少于9m²，房屋设置要符合卫生学布局及流程。

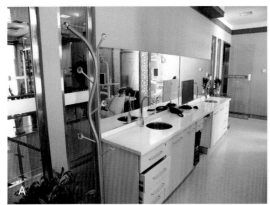
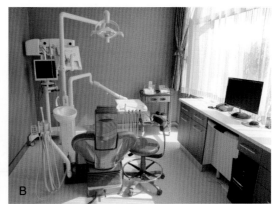
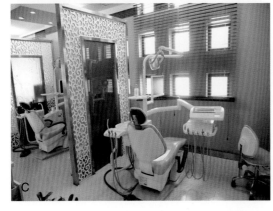
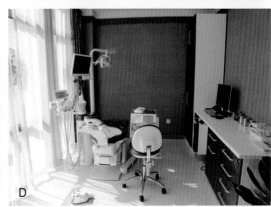

图1-2-2　诊疗区

每台口腔综合治疗台基本包括：牙科治疗椅1台（附手术灯1个、痰盂1个、器械盘1个）、吸引装置1套、高速和低速牙科切割装置1套、三用喷枪1支、医师座椅1张。

三、消 毒 室

消毒室是诊疗单元重要设置之一。在消毒室的位置设置上，应将消毒室设立在诊疗区范围之内，离所有椅位直线距离比较近的地方。这样既可以让患者亲眼所见而对消毒环节放心，又可以方便临床物品取用。消毒室应具备必要的清洗、消毒灭菌器械的设施和设备，消毒室划分为污染区域和清洁区域。污染区域应备有器械回收、清洗、干燥等流程使用的设施及用物；清洁区域应备有包装及灭菌消毒设备、无菌物品储存设备等。一般牙科门诊受面积制约，所以只是在一个空间内象征性地区分几个区域，但是对于中高端的牙科门诊来说，这样在美观和顾客信任度上是远远不够的。

1. 污染区域和清洁区域应分开设置两个独立的空间，两区域之间使用窗口或门连接，严格避免二次污染。将清洗、干燥过的器械，通过此窗或门传递至清洁区域进行检查、包装、灭菌。

2. 污染区域物品较为繁杂，不应对患者开放，以免给患者留下脏、乱的印象，可在清洁区域做一个比较明亮的敞开式玻璃，方便患者观看（图1-2-3）。

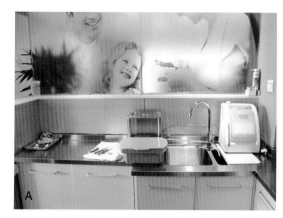
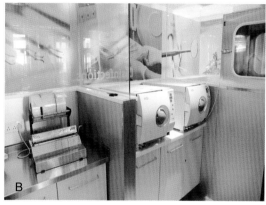

图1-2-3 消毒室
A.污染区域 B.清洁区域

3. 清洁区域分为检查、包装、灭菌区及无菌物品存放区。检查、包装、灭菌区与无菌物品存放区需建立实际屏障，可使用双锁传递窗相连接，将灭菌好的物品传递至无菌物品存放区保存（图1-2-4）。

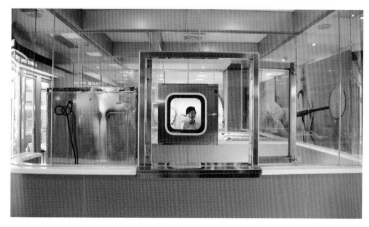

图1-2-4 传输窗

四、X 线 室

普通牙科X线机功率很小。在临床应用中，需按相关卫生规定的辐射要求，做好安全设置。

1. 墙面一般使用铅皮防护，如果摄片室未安装防护墙，也可使用标准的铅屏风等。摄片室位置应邻近诊疗区，以提高工作效率。摄片室空间要求只需容纳一名患者和X线机即可，X线机的控制部分放在铅板外的铅玻璃边，便于操作。

2. 牙科门诊必须配备牙科X线机，有条件的牙科门诊装备曲面体层X线机和牙科CT，患者摄X线片后，通过传感器接受，在计算机上显示，并可通过网络系统传到口腔治疗台旁供医师查看（图1-2-5）。牙科门诊一般应配备牙科X线片自动洗片机，可放在明室操作。如果受经济条件的限制，可设小型暗室，供洗片用。暗室使用面积4~6m²，内设三个水池，供显影、定影、漂洗。由于室内温度和酸度较大，应安装换气设施，以保持空气流通。暗室外应有一明室，可配制药水、干燥胶片或整理已摄X线片。

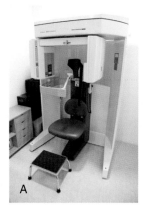
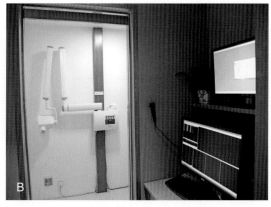

图1-2-5 摄片室
A. 牙科CT   B.牙科X线机

五、模 型 室

小型牙科门诊可不设技工室，将修复件送加工中心制作，但模型室是必需的。模型室主要用于灌注石膏模型，面积大约6~8m²。应设带水池的边台，边台材质为石料。下水道应粗而直，以防石膏堵塞。进入地下排水管之前应设石膏沉淀池，以沉淀石膏。室内应设壁柜，以存放石膏。边台上可放置石膏模型修整机、石膏模型切割机、振荡器等（图1-2-6）。

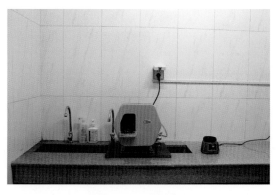

图1-2-6 模型间

第三节 口腔门诊消毒规范

一、口腔门诊诊室消毒规范

（一）消毒室

消毒室面积不小于10m²，包括污染区和清洁区，清洁区又可分为检查、包装、灭菌区和无菌物品存放区。每个区域要分区明显，标识清晰；布局流程符合消毒隔离原则；物流从污到洁，单向流程设计；通风良好或有抽风设施；消毒室应具备必要的清洗、消毒灭菌器械设备。

1. 污染区　流动水源及水池，蒸馏水或纯水，高压水枪，器械回收盒，手机清洗机，手机清洁注油机、超声清洗设备等（图1-3-1）。

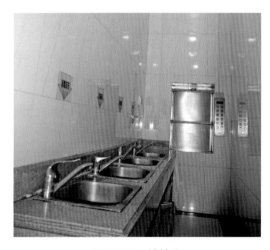

图1-3-1　清洗室

2. 检查、包装、灭菌区　自动封口纸塑包装袋或热塑封口机（图1-3-2），标签机，压力蒸汽灭菌器（图1-3-3）。

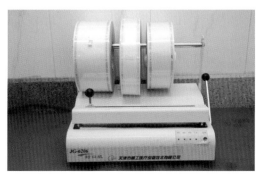

图1-3-2　热塑封口机

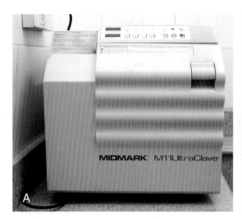 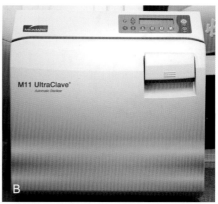

图1-3-3　压力蒸汽灭菌器

3. 无菌物品存放区　灭菌后的物品应分类、分架存放在无菌物品存放区；一次性使用无菌物品应去除外包装后，进入无菌物品存放区；物品存放架或柜应距地面高度20~25cm，离墙5~10cm，距天花板50cm。

4. 消毒室内应有消毒灭菌流程、消毒员职责、感染管理规章制度及感控操作规程等相关制度（图1-3-4）。每6个月对诊室空气进行细菌检测，每季度对手卫生、物体表面进行细菌检测，每月对消毒液进行细菌检测，每周对压力蒸汽灭菌器进行生物检测，每锅次对压力蒸汽灭菌锅进行物理检测（工艺检测），并建立登记本（图1-3-5）。

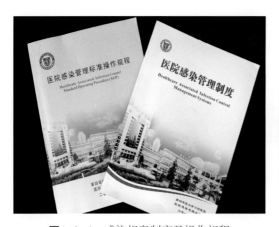 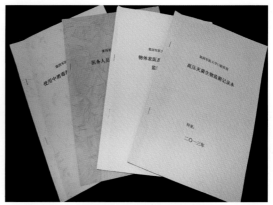

图1-3-4　感染规章制度及操作规程　　　　　　图1-3-5　各项登记本

（二）诊室消毒隔离要求

1. 诊室内保持空气清新无异味，定时定向通风。每日用紫外线灯消毒1小时，或采用其他有效空气消毒方法。

2. 诊室内工作人员个人物品以及患者物品不允许摆放在工作台上，工作台边设立污染区域，用于临时放置治疗完后使用过的医疗用品和器械，等待专人清洁、处理和回收，使用后的医疗用品不得放置在污染区域以外的工作台上。

3. 诊室椅位手接触部位在治疗过程中使用避污膜覆盖，做到一人一换，无法使用避污膜覆盖的用中效消毒剂擦拭或喷洒消毒。

4. 诊室内每日上班前与下班后进行常规卫生清洁，包括诊椅、诊桌、治疗车面、各种治疗仪器、工作台面、地面，采取湿式清洁，遇污染时应及时用含氯消毒剂擦拭消毒（图1-3-6）或用含氯的消毒纸巾进行消毒。

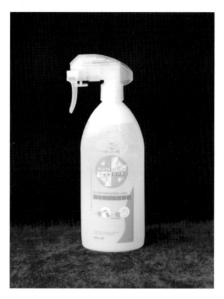

图1-3-6 含氯消毒剂

二、牙科手机及器械消毒流程规范

（一）牙科手机消毒规范

牙科手机在治疗过程中使用频繁，易被残屑、唾液、血液等污染，因此必须进行严格的消毒。遵循一人一机一用一灭菌的原则，使用的手机灭菌率达100%。操作流程具体如下：

1. 清理　治疗完毕后及时踩脚闸冲洗手机管腔30秒。用75%乙醇棉球及时擦拭掉手机表面肉眼可见的污物（图1-3-7）。

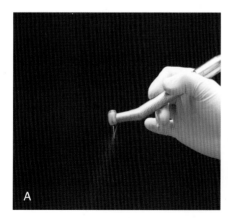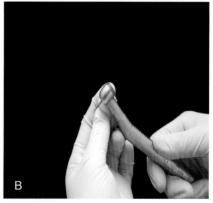

图1-3-7 清理手机
A. 冲洗手机管腔30秒　B. 擦拭污物

2. 放入回收盒　把已污染的手机装入启封后的手机消毒袋内，放入带盖回收盒，以避免用后手机污染环境，同时起到保护手机的作用，避免直接碰撞损伤（图1-3-8）。

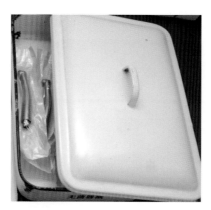

图1-3-8　放入带盖回收盒

3. 回收并记录　消毒员按时收取用后手机并记录，采用使用后手机与灭菌后手机等量交换，便于手机的管理（图1-3-9）。

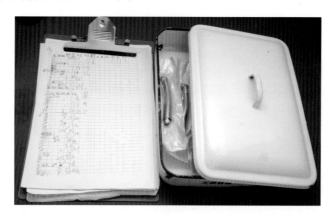

图1-3-9　回收并记录

4. 清洗　消毒员对个别黏附有大量血液和组织的手机应先擦拭清洗；使用含酶清洗剂在液面下进行手机表面超声清洗及内腔冲洗（手机柄不能浸泡在任何化学液体中）；用纯水漂洗手机表面及内腔；用高压气枪吹干手机表面及内腔，以疏通喷雾孔（图1-3-10）。

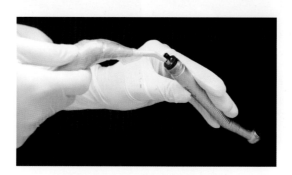

图1-3-10　吹干手机表面及内腔

5. 注油

（1）检查手机的洁净度，用专用注油机注油或手工注油（图1-3-11）。

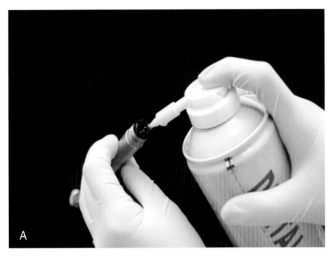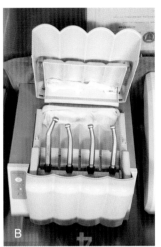

图1-3-11 注油
A.手工注油　B.注油机注油

（2）手工注油时，2孔手机，喷油接头直接插入大孔；4孔手机，喷油接头插入2个大孔中较小的一个。

（3）按压喷油盖1~2秒，注意要一压到底，以便有足够的气量排出。

（4）工作完毕后，用纸巾或无菌毛巾抹去机头上多余的养护油（图1-3-12）。

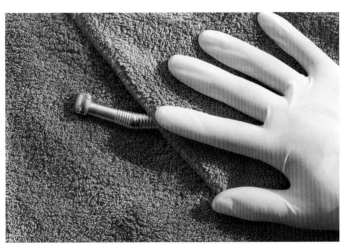

图1-3-12 抹去多余养护油

（5）注意做好标准防护，特别在注油及包装过程，要避免经过清洗、消毒、干燥后的手机受到二次污染。

6. 包装、封袋　将完成养护的手机放入一次性手机灭菌纸袋内，注明灭菌日期、失效日期、灭菌器编号、灭菌批次及操作人签名或代码，经压膜机封口（图1-3-13）。

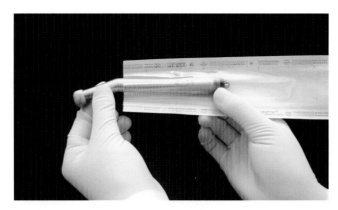

图1-3-13　手机入袋

7. 灭菌　送入高温高压蒸汽灭菌锅内灭菌，装载时不能堆放，每只手机之间应间隔一定的距离，并且纸面朝上，有利于灭菌与干燥（图1-3-14）。

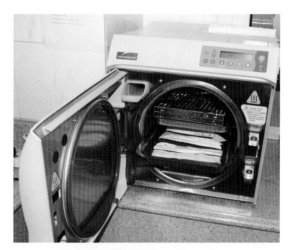

图1-3-14　灭菌

8. 检查　灭菌后检查灭菌指示卡是否合格，纸塑袋变色指示标是否一致（图1-3-15）。

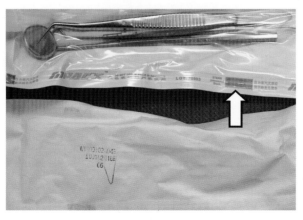

图1-3-15　灭菌指示检查

9. 发放　灭菌后的无菌物品统一放入无菌柜内或由消毒员发放到每位医师并登记。

10. 注意事项

（1）灭菌后手机必须马上取出，不得在高压锅内过夜。

（2）灭菌后的手机，一经打开使用有效时间不超过4小时。

（3）超声清洗时的超声振动容易使手机的后盖松动，因此包装封袋时要仔细检查手机后盖。

（二）常用小器械消毒规范流程

1. 清理及回收　去除已使用的车针、扩大针、拔髓针、根管锉等小器械上的血渍、组织碎屑、棉絮、污渍等，放入污染器械专用回收容器内湿式暂存。由器械清洗人员或消毒供应中心人员密闭回收并记录。

2. 清洗

（1）清洗机清洗：放入清洗机内加酶清洗，并完成消毒、干燥过程（图1-3-16）。

（2）手工清洗：器械经自来水初步冲洗后放入超声清洗机内加酶清洗，清洗时间20分钟，清洗水温40℃；用软水、纯化水或蒸馏水进行终末漂洗。

（3）干燥：清洗消毒后，用软布擦拭干净，不得自然晾干（图1-3-17）。

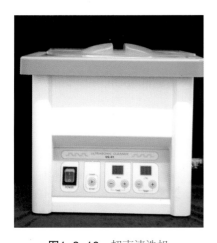

图1-3-16　超声清洗机

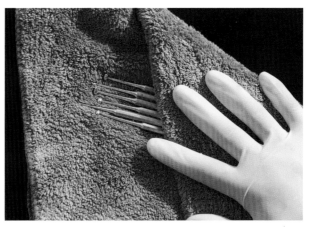

图1-3-17　软布擦干

3. 检查、包装

（1）用放大镜检查器械的洁净度和使用功能，对有折痕、不锐利、出现耗损的小器械进行筛选和报废（图1-3-18）。

（2）确保针尖无变形，针尖部位应采取保护措施，防止针尖断裂。

（3）口镜有1/3斑点、接口有滑丝时应更换。牙用镊前端咬合处错位时应更换。探针尖已断裂的应更换。

（4）将小器械分类、对号装入器械盒或纸塑复合包装袋内，锐器应在锋利端加保护套或采用双层包装。包装袋（器械盒）外注明物品名称、灭菌日期、失效日期、灭菌器编号、灭菌批次及操作人签名或代码。

4. 灭菌　首选压力蒸汽灭菌，对于不耐湿热的小器械可采用干热灭菌。采用器械盒包装者灭菌时打开盒盖，灭菌完毕冷却后盖上盒盖。

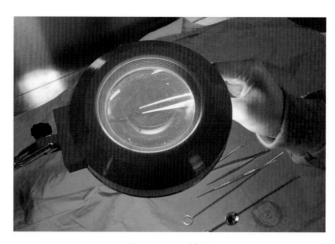

图1-3-18　检查

5. 贮存

（1）使用包装袋灭菌的器械放入无菌物品存放柜。

（2）使用器械盒灭菌的器械打开使用，有效期不超过4小时。

6. 发放　应保证包装完好。包装破损等应视为污染不得发放，需重新清洗灭菌。

三、医院消毒供应中心（CSSD）诊疗器械消毒操作流程规范

医院消毒供应中心，针对重复使用医疗器械分散管理的弊端，将各科室重复使用的医疗器械统一由消毒供应中心集中处置，规范了器械清洗的处理方法和操作程序，提高了医疗器械消毒灭菌质量，实现了清洗、消毒、灭菌、发放、使用可追溯化的集中管理。

1. 回收　使用者应将重复使用的诊疗器械、器具和物品与一次性使用物品分开放置；重复使用的诊疗器械、器具和物品直接置于封闭的容器中，由CSSD集中回收处理；采用封闭方式回收，避免反复装卸。回收工具每次使用后应清洗、消毒、干燥备用（图1-3-19）。

2. 分类　应在CSSD的去污区进行诊疗器械、器具和物品的清点、核查。应根据器械物品材质、精密程度等进行分类处理。

3. 清洗　清洗步骤包括冲洗、洗涤、漂洗、终末漂洗。机械清洗适用于常规器械的清洗。手工清洗适用于精密、复杂器械的清洗和有机物污染较重器械的初步处理（图1-3-20）。

4. 消毒　清洗后的器械、器具和物品应进行消毒处理。方法首选机械热力消毒，也可采用75%乙醇、酸性氧化电位水或取得国务院卫生行政部门卫生许可批件的消毒药械进行消毒。

5. 干燥　宜首选干燥设备进行干燥处理。根据器械的材质选择适宜的干燥温度，金属类干燥温度70~90℃，塑胶类干燥温度65~75℃，不应使用自然干燥方法进行干燥。

6. 器械的检查保养　应采用目测或使用带光源放大镜对干燥后的每件器械、器具和物品进行检查。器械表面及其关节、齿牙处应光洁，无血渍、污渍、水垢等残留物质和锈斑；功能完好，无损毁；应使用润滑剂进行器械保养，不应使用液状石蜡等非水溶性的产

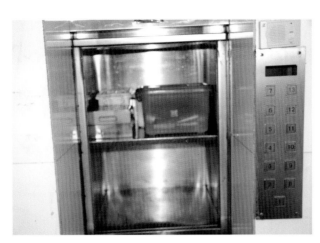

图1-3-19 污梯传送

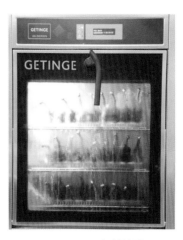

图1-3-20 机械清洗

品作为润滑剂。

7. 包装 灭菌物品包装的标识应注明物品名称、包装者等内容。灭菌前注明灭菌器编号、灭菌批次、灭菌日期和失效日期。标识应具有可追溯性。

8. 灭菌 压力蒸汽灭菌，适用于耐热、耐湿的器械、器具和物品的灭菌。快速压力蒸汽灭菌，适用于对裸露物品的灭菌。干热灭菌，适用于耐热、不耐湿、蒸汽或气体不能穿透物品的灭菌，如玻璃、油脂、粉剂等物品的灭菌。环氧乙烷灭菌、过氧化氢等离子体低温灭菌，适用于不耐高温、湿热的物品，如电子仪器、光学仪器等诊疗器械的灭菌。

9. 储存 灭菌后物品应分类、分架存放在无菌物品存放区。医用一次性纸袋包装的无菌物品，有效期为1个月；使用一次性医用皱纹纸、医用无纺布包装的无菌物品，有效期宜为6个月；使用一次性纸塑袋包装的无菌物品，有效期宜为6个月。硬质容器包装的无菌物品，有效期宜为6个月。

10. 无菌物品发放 无菌物品发放时，应遵循先进先出的原则。发放记录应具有可追溯性，应记录一次性使用无菌物品出库日期、名称、规格、数量、生产厂家、生产批号、灭菌日期、失效日期等。运送无菌物品的器具使用后，应清洁处理，干燥存放。

四、其他消毒感染操作规范

（一）模型与托盘的消毒

1. 将制取的印模首先用流动的自来水冲洗掉表面的唾液和血液（图1-3-21），然后用含氯消毒剂（根据不同的印模选择合适的消毒液和浸泡时间）浸泡10分钟可达到消毒的效果。

2. 最后将印模取出再次用流动水冲洗，压缩空气吹干，灌注石膏模型，也可用印模消毒机进行消毒（图1-3-22）。

3. 对于已取出的石膏模型采用臭氧消毒或紫外线照射，30~60分钟即可达到消毒效果。

4. 每位患者更换一副托盘（一次性托盘按医疗垃圾进行处理，金属托盘可按常规进行高温高压灭菌）。

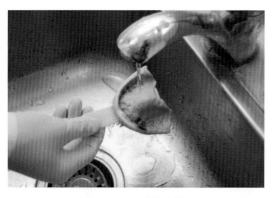
图1-3-21　冲洗印模

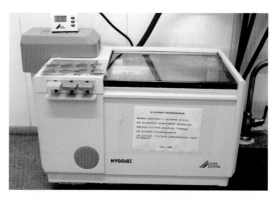
图1-3-22　印模消毒机

（二）一次性用品的管理

购进一次性医疗用品中要严格查对"三证齐全"。对领取的一次性无菌医疗用品，做到使用前包装有破损的不用；疑有污染的不用；未标明生产厂家的注册商标、生产批号的不用；包装封口已打开的不用。在使用一次性医疗用品后，按制度实行无害化处理，严禁重复使用和流放市场。加强一次性医疗用品的采购、贮存、发放、登记制度，杜绝不合格产品，确保医疗安全和医疗质量。

（三）医疗废弃物的处理

1. 由保洁员将医疗废弃物进行分拣、包装，装入黄色塑料袋中（图1-3-23）。

2. 利器需放入利器盒中（图1-3-24），再装入黄色塑料袋，并做好标记及填写相关的记录。

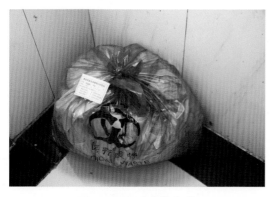
图1-3-23　废弃物入袋

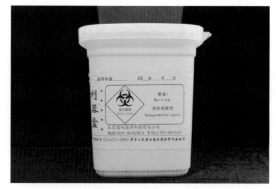
图1-3-24　锐器盒

3. 对未经分类、包装不符合规定的医疗废弃物严禁运出科室（图1-3-25）。

4. 消毒液处理，含氯消毒剂可直接进入下水道，2%戊二醛必须与25%氨中和后再进入下水道。

5. 要求保洁员每日将医疗废弃物送到医院固定存放点，由专职人员填写好医疗废弃物交接手续单（图1-3-26）。

（四）医护人员个人防护

1. 上班期间，医疗区域内工作人员应穿工作服，戴工作帽，操作治疗时戴口罩、一次性手套，戴护目镜或面罩。

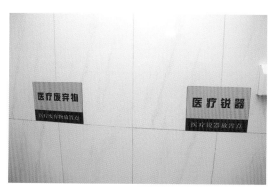

图1-3-25 分类包装

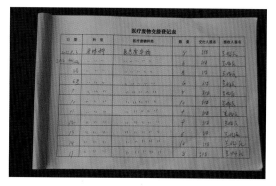

图1-3-26 医疗废弃物交接登记表

2. 在下列情况下，应根据上述原则选择洗手或使用速干手消毒剂：

（1）直接接触每个患者前后，从同一患者身体的污染部位移动到清洁部位时。

（2）接触患者黏膜、破损皮肤或伤口前后，接触患者的血液、体液、分泌物、排泄物、伤口敷料等之后。

（3）穿脱隔离衣前后，摘手套后。

（4）进行无菌操作及接触清洁、无菌物品之前。

（5）接触患者周围环境及物品后。

（6）处理药物或配餐前。

3. 正确的洗手方法是清除和降低手上微生物密度，防止交叉感染最简单有效的措施。正确的洗手方法分为以下七步（图1-3-27）：

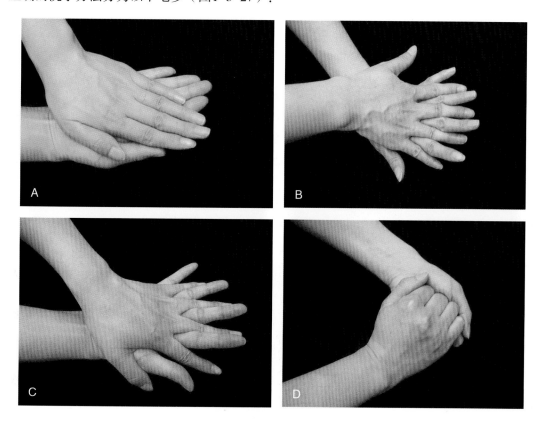

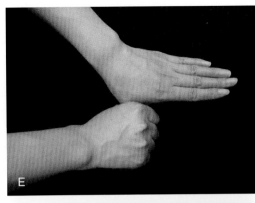
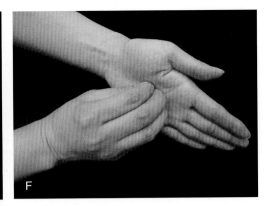
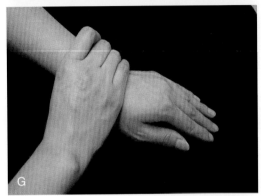

图1-3-27　七步洗手法

A.第一步：掌心相对，手指并拢相互擦搓　B.第二步：手心对手背沿指缝相互擦搓，交换进行　C.第三步：掌心相对，双手交叉沿指缝相互擦搓　D.第四步：双手指相扣互搓　E.第五步：一手握另一手大拇指旋转擦搓，交换进行　F.第六步：将五个手指尖并拢在另一掌心旋转擦搓，交换进行　G.第七步：螺旋式擦洗手腕，交替进行

4. 医护人员定期检查身体，定期免疫接种。

5. 职业暴露的处理方法

（1）发生锐器伤后严禁进行伤口部位局部挤压。

（2）在伤口旁由近心端向远心端轻轻挤压，尽可能挤出损伤处的血液（图1-3-28）。再用肥皂液和流动水进行冲洗（图1-3-29）。

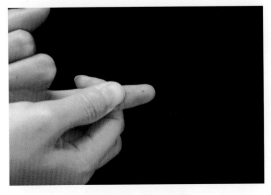

图1-3-28　挤出血液

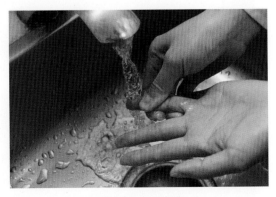

图1-3-29　冲洗

（3）如受伤部位为黏膜，应当用生理盐水反复冲洗。

（4）受伤部位伤口冲洗后，应当用消毒液，如75%乙醇或者0.5%碘伏进行消毒，并包扎伤口（图1-3-30）。

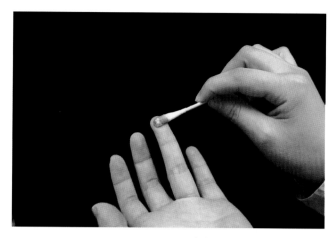

图1-3-30 消毒

（5）填写院锐器伤或其他职业暴露登记表；如有疑似院内感染者，应及时向感染办公室上报，采取必要措施（图1-3-31）。

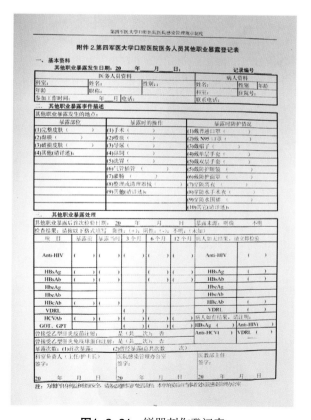

图1-3-31 锐器刺伤登记表

五、特殊病原体污染物品消毒操作规范

特殊病原体是指朊病毒、气性坏疽病原体及突发不明原因传染病的病原体等。

（一）朊病毒

1. 感染朊病毒患者或疑似感染朊病毒患者宜选用一次性使用诊疗器械、物品等，使用后应进行双层密闭封装焚烧处理。

2. 可重复使用的被感染朊病毒患者或疑似感染朊病毒患者的中度和高度危险物品，可进行消毒、清洗、灭菌的流程。将物品浸泡于每升含1mol的氢氧化钠溶液内作用60分钟，去除可见污物，清水漂洗，可置于开口盘内，进行灭菌（下排气压力蒸汽灭菌器121℃60分钟或预排气压力蒸汽灭菌器134℃60分钟灭菌）。然后再进行常规的清洗、消毒、灭菌。

3. 低度危险物品和一般物体表面，应用清洁剂清洗，可用每升含1000mg的含氯消毒剂或每升含1mol的氢氧化钠溶液擦拭或浸泡消毒，至少作用15分钟，并保证所有污染表面均接触到消毒剂。

（二）气性坏疽病原体

1. 可重复使用的诊疗器械，应遵循先消毒，再清洗、灭菌的原则。消毒剂可用每升含1000~2000mg的含氯消毒剂浸泡消毒30~45分钟，有明显污物时应采用每升含5000~10000mg的含氯消毒剂浸泡消毒大于60分钟。最后再进行常规的清洗、消毒、灭菌。

2. 物体表面的消毒，应采用0.5%的过氧乙酸或每升含500mg的含氯消毒剂擦拭消毒。

（张 芳 范晓敏 韩 冰 董文波）

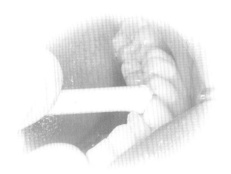

第二章

规范化接诊

患者来医院（诊所）就诊，沟通交流是建立医护患关系的桥梁。常言道："赠人以言重于珠玉，伤人以言重于剑戟"，医护人员美好的语言可对患者产生积极的治疗作用，良好的语言交流能使患者更好地配合治疗。患者（家属）是心理处于相对弱势的特殊群体，对医护人员的语言特别敏感，若对患者说一些安慰性、鼓励性、积极暗示性语言，会改变患者的心理状态。医护人员在工作中要坚持"以人为本、以患者为中心"和"质量第一"的服务理念。

第一节　护士规范化接诊

患者来医院（诊所）就诊，首先接诊的是护士，护士的一言一行，不仅代表自己，还代表了科室及整个医院（诊所）的形象，护理人员得体的语言和规范化的接诊可使患者更好地配合治疗，因此接诊护士留给患者的"首次印象"具有一定的意义。

一、沟通与交流

接诊护士要与患者进行沟通交流（介绍周边环境：洗手间、消防通道的位置、电梯的使用方法、楼层的索引图，对为他服务的医务人员进行介绍），使患者尽快了解科室情况，减少对治疗的恐惧（图2-1-1）。

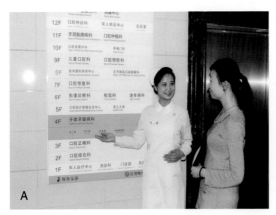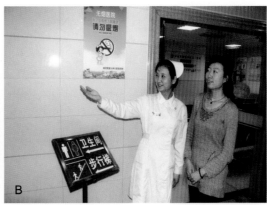

图2-1-1　介绍周边环境

沟通时应注意到面部表情，在非语言交流中面部表情是最直观的。常用的和最有效的面部表情首先是微笑。真诚的微笑对患者极富感染力。患者焦虑的时候，医护人员面带微笑与其交谈，本身就是一种安慰。患者恐惧不安，医护人员镇定、从容不迫的笑容会给患者安全感。说话时语气轻柔缓慢，杜绝命令的口气，切忌眼神飘忽不定，漫不经心，护士注意力不集中，甚至边听边做其他的事，使患者感到护士对自己所提的问题不关心、不尊重和不理解。

二、接诊准备

（一）围治疗巾

患者上椅位后，护士要为患者围治疗巾。

1. 正确方法　护士将治疗巾打开后，一手持握围兜链夹的一端，夹于胸巾一侧，放置胸前；另一手从患者背后绕过，将该侧围兜链夹夹于胸巾另一侧；整理胸巾，平铺于患者胸前（左右手，可按自己的习惯进行操作）（图2-1-2）。

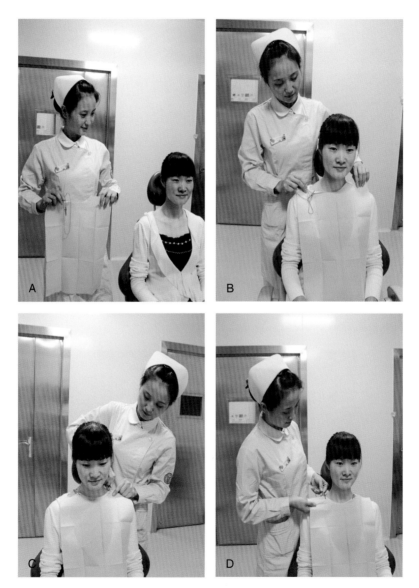

图2-1-2　佩戴治疗巾方法

2. 错误方法　操作时手肘关节跨越颜面，袖缘触及患者眉眼（图2-1-3）；操作时动作过猛，碰歪患者眼镜等（图2-1-4）。

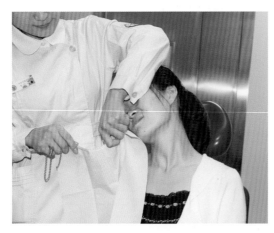

图2-1-3　袖缘触及患者眉眼

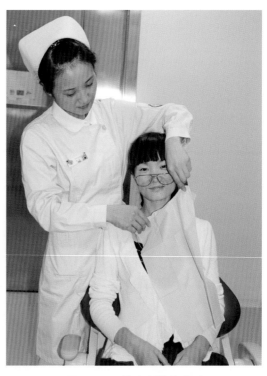

图2-1-4　将患者眼镜碰歪

（二）打开漱口水

术前应对治疗区进行清洁，请患者漱口，将食物残渣清理掉，用漱口液漱口是清洁口腔的第一步，有助于视野清晰，治疗效果会更好（图2-1-5）。

牙髓炎的患者遇冷水、热水引起刺激痛，护士可根据病情准备温水或将漱口水加热让患者漱口，减轻刺激，减少痛苦。

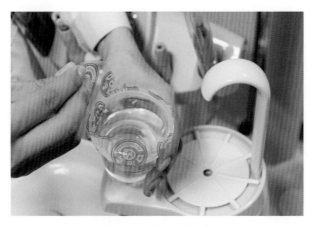

图2-1-5　打开漱口水

（三）器械准备

检查器械、棉条、乙醇棉球、手套等用物。医护人员要告知患者，检查器械是采用高压蒸汽灭菌法，一人一用一灭菌的，请患者放心使用。如果患者提出质疑时，医护人员要向其解释（图2-1-6、2-1-7）。

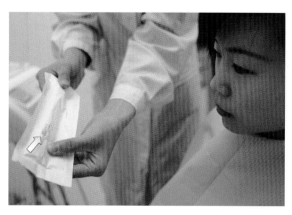

图2-1-6 请患者查看消毒日期

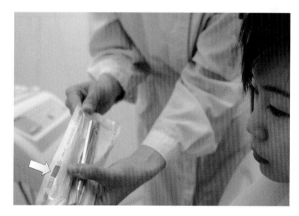

图2-1-7 指示灭菌指示条

（四）准备牙科手机

告知患者，牙科手机也采用高压蒸汽灭菌法，一人一用一灭菌，请放心使用。如果有患者提出质疑时，医护人员要向其解释，并当患者面将其打开（图2-1-8~2-1-10）。

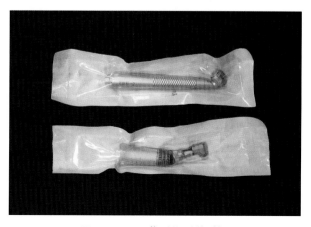

图2-1-8 灭菌后的牙科手机

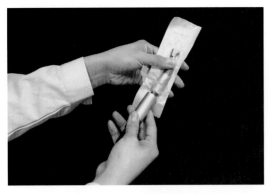

图2-1-9 安装低速牙科手机

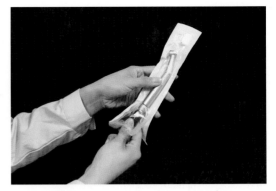

图2-1-10 安装高速涡轮牙科手机

（五）椅位的调节

仰卧或接近仰卧时，脊柱要完全放松，患者的头与腿要处于同一水平位置，双腿自然伸直，上颌牙列与咬合平面呈90°。调节头枕，确保头在头托顶端。要注意，调节椅位时要观察女性患者有无穿裙子，如有，要用单子将其双腿盖住，保护患者隐私。

第二节 医师规范化接诊

在患者就诊前，医师尽量花几分钟时间了解患者的基本资料，如体检材料、X线片等。与其交谈时尽可能多地了解对方的期望值，交谈内容不仅只是局限于口腔疾患，还应对患者的生活有更深层次的了解，如工作事业、起居饮食、业余爱好等话题减缓患者紧张情绪，有助于拉近医患距离，建立起互信（图2-2-1）。

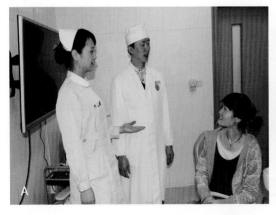

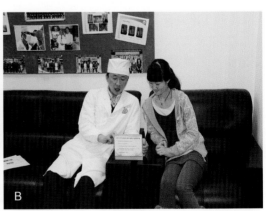

图2-2-1 医患沟通
A.介绍医师 B.了解病情

认真做好主诉牙与口腔其他疾病的全面检查，提出科学合理的整体的治疗计划，依据治疗程序先后开展相应的治疗，适时提出院内转科会诊治疗建议并记录。口腔检查完成后，应向患者告知诊断及治疗方法。有条件的可采用口腔内镜给患者讲解，形象直观，利于医患沟通，避免误解（图2-2-2）。

向患者说明治疗所需要的时间及费用，避免治疗后因费用或患者不能履行治疗时间和复诊而引起的纠纷。

征求患者同意后，进行治疗。对于复杂或有较高医疗风险的治疗项目，医患双方充分沟通后，请患者或其监护人签署手术同意书（参见本章附件）。

在治疗前应向患者解释，治疗过程中患者如果出现疼痛不适感时，请患者不要摆动头部或用手推拉医师的手臂。牙科高速手机的钻头在工作时以300 000~500 000r/m高速运转，如果在这个时候摆动头部或用手推拉医师的手臂，高速手机的机头很容易伤到唇颊侧黏膜，造成危险（图2-2-3）。治疗结束后应向患者交代治疗后的注意事项，确保良好的治疗效果。

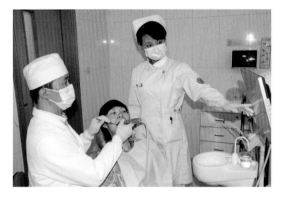

图2-2-2 采用口腔内镜病情讲解

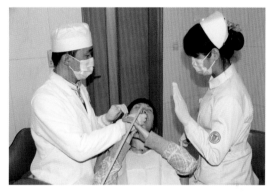

图2-2-3 嘱咐患者不要摆动头部或用手推拉医师的手臂

（韩 冰 王捍国）

附件一 根管治疗术知情同意书

患牙_____需行根管治疗术；预计费用_____元左右。

因个体差异或某些不可预料的因素，根管治疗术中和术后可能出现的问题包括：

1. 麻醉反应。
2. 肿痛加重。
3. 治疗器械折断于根管或根尖外。
4. 髓腔侧壁穿孔。
5. 牙体硬组织折裂。
6. 由于根管变异、钙化、闭锁或弯曲等原因，根管治疗无法达到理想效果。
7. 其他并发症。

患者如实陈述可能影响治疗和疗效的全身情况、既往史和治疗史。

我们将以高度的责任心，认真遵守医疗操作规程，全力做好治疗工作，尽管术中和术后发生上述情况的几率较低，但目前的医疗技术手段不能做到绝对避免；同时，根管治疗术本身客观存在一定的失败率。我们根据国家有关法律法规的规定，充分尊重患者及家属的知情权，特此告知。

如患者对以上条款无异议，对医师介绍的情况已经了解，对手术可能发生的问题表示理解并同意手术，请履行签字手续。

患者签名（或）患者家属签名：

经治医师签名：

日期：＿＿年＿＿月＿＿日

附件二 隐裂牙治疗知情同意书

牙隐裂是指牙齿出现肉眼不易见的细微裂纹，多因咬硬物所致，在诊断上有一定的难度。患者就诊时应注意以下事项：

1. 牙隐裂未累及牙髓者，可磨除裂纹制备成一定的洞型直接充填治疗，并要调磨高陡的牙尖，必要时建议全冠修复。

2. 牙隐裂若已累及牙髓者，则按牙髓病治疗，同时也应调磨高陡的牙尖，其注意事项与根管治疗术相同。

3. 治疗期间切忌用患牙咀嚼食物，否则极易引起牙折裂，增加治疗难度，甚至拔牙；必要时建议做牙圈保护牙齿，以免发生牙折裂。

4. 牙髓治疗完成后，建议必须尽快做全冠修复，防止牙折裂。

5. 重度的隐裂牙，在治疗过程中可能发生患牙完全裂开的情况，则增加治疗难度甚至拔除患牙。

在患者了解上述须知，明确表示同意治疗后，医师才进行治疗。

患者签名（或）患者家属签名：

经治医师签名：

日期：＿＿年＿＿月＿＿日

附件三 牙周手术治疗知情同意书

一、手术潜在风险和对策

医师告知我牙周手术可能具有如下风险，有些难以预见的风险可能没有在此列出：

1. 我理解任何麻醉都存在风险，包括注射疼痛、暂时性组织水肿或血肿、暂时或持续性的组织麻木或感觉异常、面神经麻痹、个别可能有麻醉意外。

2. 我理解此手术中可能发生的风险和医师的对策：

（1）术中、术后出血。

（2）术中根据实际情况可能改变手术方案或终止手术。

（3）术中软硬组织损伤。

（4）拔除无法保留的患牙。

（5）术后可能发生术区疼痛肿胀、开口受限，感染、激惹性牙髓炎等，必要时需要相关科室协助处理。

（6）术后可能发生牙齿对冷热酸甜的食物过敏、咀嚼异常等不适（这种不适所持续的时间因人而异，可能是不可逆的）。

（7）术后可能发生牙龈萎缩、组织缺陷、牙齿松动度暂时增加、远期疗效不确定等现象。

（8）其他情况：＿＿＿＿＿＿＿＿＿＿＿＿＿＿。

3. 我理解如果我患有糖尿病、高血压、心脏病、肝肾功能不全、静脉血栓等疾病或者口腔卫生习惯不好、有吸烟史，以上有些风险可能会加大；或者在术中或术后出现相关的病情加重或心脑血管意外等情况。

4. 我理解治疗后如果我不遵医嘱或不能定期口腔维护，可能影响治疗效果。

二、患者知情选择

1. 我的医师已经告知我将要接受的手术方法、此次手术及术后可能发生的风险和并发症、可能存在的其他治疗方法，并且解答了我关于此次手术主要方案的相关问题。

2. 我同意在手术中医师可以根据我的病情对预定治疗方案做出必要的调整或终止手术。

3. 我理解我的手术可能需要多位医师共同参与。

4. 我理解牙周相关治疗是一个系统工程，有时手术并不能达到预期效果。

5. 我同意严格遵医嘱，进行术后口腔卫生维护、按时服药、按期复诊、控制吸烟、纠正口腔不良习惯等；我理解若不严格遵守医嘱，可能影响手术治疗效果。

6. 我授权医师对手术切除的病变组织或标本进行医疗相关规定处置。

经过慎重考虑，我完全理解并接受医师制订的治疗方案，理解麻醉及手术可能存在的风险，保证按照要求配合治疗并承担相应费用。

患者签名：＿＿＿＿＿＿　　　　日期：＿＿年＿＿月＿＿日

如果患者无法签署知情同意书，请其授权的亲属在此签名：

附件四　阻生牙拔除手术知情同意书

一、手术预计

1. 切开牙龈。
2. 锤击去骨。
3. 锤击去牙。

二、术中可能出现

1. 出血。
2. 邻牙损伤。
3. 骨损伤（如舌侧骨板骨折、下颌骨骨折等）。
4. 牙根落入软组织中。

三、术后可能出现

1. 疼痛。
2. 出血。
3. 感染。
4. 张口受限。
5. 面颊部肿胀。
6. 干槽。
7. 下唇麻木。
8. 半侧舌体麻木。

医师签名：＿＿＿＿＿＿＿

四、患者意见

1. 对医师介绍的情况已经了解。
2. 对手术可能发生的问题表示理解。
3. 同意手术。

患者签名：＿＿＿＿＿＿＿
日期：＿＿＿年＿＿＿月＿＿＿日

附件五　牙种植修复治疗知情同意书

一、总体治疗计划

1. 种植区_____进行前期或同期植骨、_____侧上颌窦底提升等。
2. 种植Ⅰ期手术于_____区植入_____颗国产/进口纯钛种植钉。
3. 3~6个月进行Ⅱ期手术，将骨愈合良好的种植钉接入口腔。
4. 2~3周后，在种植钉的基础上进行活动或固定式义齿修复。

二、治疗中可能出现的问题

1. 牙种植钉部分或全部未能实现骨结合，修复前已出现松动、脱落，需要拔除。
2. 镶牙后也可能因为骨吸收出现个别甚至全部牙种植体松动、脱落，导致：
（1）需重新置入种植体，并更换义齿（重新制作）。
（2）种植失败。
3. 种植体使用中可能出现连接螺丝松动、折断，需要及时拧紧或更换。
4. 因患者条件所限，义齿美学效果不能满足患者要求。
5. 种植体周围牙龈发炎、增生甚至伴有骨质吸收，需要定期到医院复诊、治疗，必要时需手术处理。
6. 种植手术可能引起邻近重要结构的损伤，出现下唇、术区邻牙短期或长期的感觉麻木、上颌窦感染等并发症。

三、存在的危险因素

1. 牙周炎。
2. 吸烟。
3. 磨牙症。
4. 口腔卫生差。
5. 口干症。
6. 骨质疏松。

谈话医师：_____

四、患者意见

1. 上述情况已完全了解，同意并接受上述治疗方案。
2. 对可能出现的问题能够给予理解，与医院和相关医师无关。

患者：_____

时　　间：____年____月____日

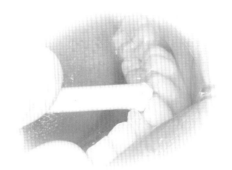

第三章

规范化操作的姿势、体位

牙科规范化操作服务，除了需要医、助、患三方加强沟通，互相配合外，三方的正确体位十分重要。其中助手的规范化操作见第六章。

第一节　医师的规范化体位

按照固有感觉诱导的原则，医师应有平衡舒适的体位，双足平放在地板上，大腿几乎与地面平行，两肩连线也平行于地面，双手保持在心脏水平，前臂在工作时能与地面平行，背直且靠住椅背，头部微向前倾，眼睛向下看着工作区，医师的眼与患者口腔距离为36~46cm（图3-1-1）。

三平：瞳孔－眼角耳屏线、坐骨结节连线、腓骨小头连线与地面平行。

两直：躯干长轴垂直、上臂长轴垂直。

一接触：肘关节与肋弓轻轻接触。

操作点在胸骨中心位，距离以能看清手纹为准。

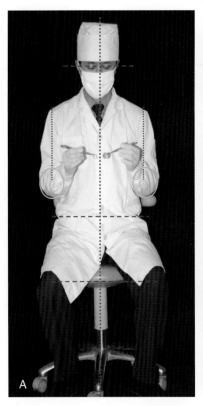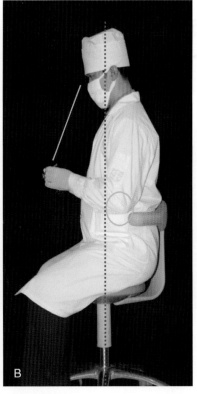

图3-1-1 规范化体位
A.正面体位　　B.侧面体位

第二节　患者的规范化体位

患者应取卧位，并给患者围上治疗巾，戴上防护眼镜，预防污物污染衣物或溅射到眼睛。患者头部必须与头靠上部平齐。患者仰卧位或接近仰卧位时，身体受到的支撑力最大，脊柱完全放松，头部位置舒适，面部肌肉放松，当医师的头部和医师眼睛正确地向前倾斜时，口腔部应在医师眼睛的正下方，患者的上颌𬌗面平行于医师的身体，下颌𬌗面与医师面部相对，头部与心脏平位，下肢完全放松（图3-2-1~3-2-3）。脊柱畸形患者，肩下可垫小垫以支撑头部和肩部。女性患者应避免长发滑落到扶靠手的边缘，污染器械并妨碍医师的工作，椅旁助理应协助患者收拢头发束紧，放到头托里面。对于儿童、老年体弱者，椅旁助理应协助其舒服地躺在手术椅上，头部靠近头托的端部。如儿童因年龄小无法躺卧到治疗椅时，可辅助儿童躺在治疗椅上。不合作儿童用约束网固定身体，以防乱动影响治疗。

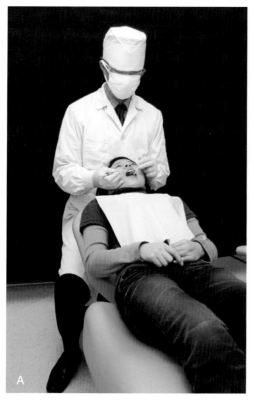 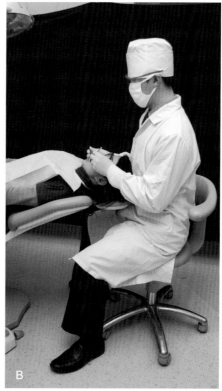

图3-2-1　诊疗上颌牙齿的医患体位
A.正面　B.侧面

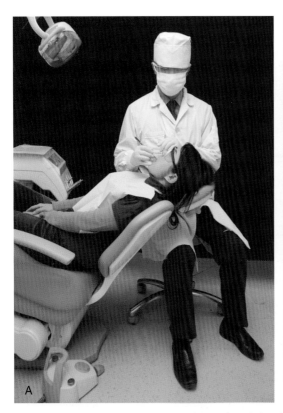
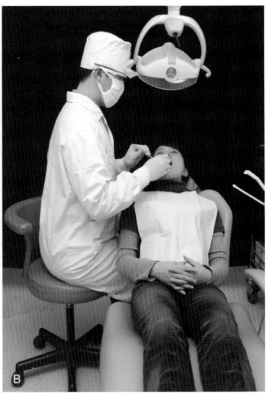

图3-2-2　诊疗下颌牙齿的医患体位
A.正面　B.侧面

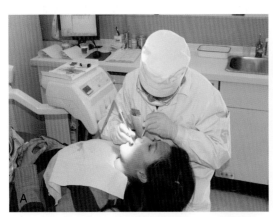
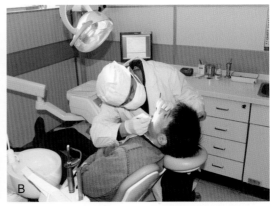

图3-2-3　错误姿势
A.颈部屈曲　B.身体以及颈部屈曲

第三节　不同牙位的规范化体位

一、上颌右侧后牙区（图3-3-1）

医师位置	9:30~12:30
椅位	上颌殆平面与水平面垂直；头部前后倾+8°~-25°
患者头部左右转动	不超过45°
口镜	牵拉右侧颊黏膜为主，或以反射作用为主
右手支点（握笔式）	无名指、小拇指置于邻牙或口外

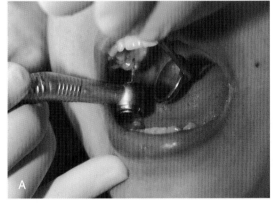 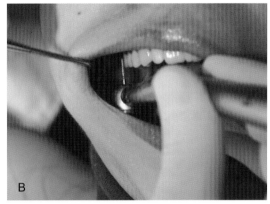

图3-3-1　上颌右侧后牙区
A.舌侧操作、口镜反射、口外支点　B.颊侧操作、口镜牵拉、口内支点

二、下颌右侧后牙区（图3-3-2）

医师位置	9:30~12:30
椅位	下颌殆平面与水平面平行；头部前后倾+8°~-25°
患者头部左右转动	不超过45°
口镜	牵拉右侧颊黏膜，反射，或牵拉舌体
右手支点（握笔式）	无名指、小拇指置于下前牙、右下前磨牙或口外

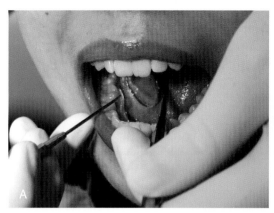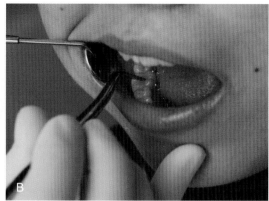

图3-3-2 下颌右侧后牙区
A. 舌侧操作、口镜反射、口外支点　B.颊侧操作、口镜牵拉、口外支点

三、上颌左侧后牙区（图3-3-3）

医师位置	9:30~12:30
椅位	上颌𬌗平面与水平面垂直；头部前后倾+8°~-25°
患者头部左右转动	不超过45°
口镜	牵拉左侧颊黏膜，或反射
右手支点（握笔式）	无名指、小拇指置于上前牙或左上前磨牙

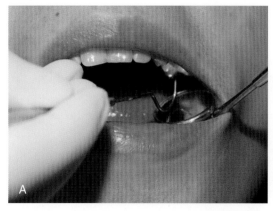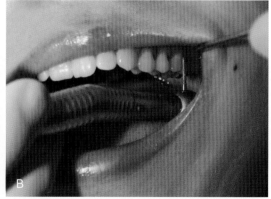

图3-3-3 上颌左侧后牙区
A. 𬌗面操作、口镜反射、口内支点　B.颊侧操作、口镜牵拉、口内支点

四、下颌左侧后牙区（图3-3-4）

医师位置	9:30~12:30
椅位	下颌𬌗平面与水平面平行；头部前后倾+8°~-25°
患者头部左右转动	不超过45°

医师位置	9:30~12:30
口镜	牵拉左侧颊黏膜，反射，或牵拉舌体
右手支点（握笔式）	名指、小拇指置于邻牙或口外

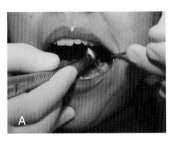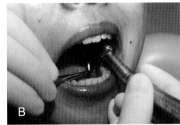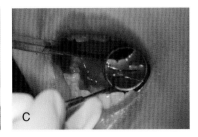

图3-3-4　下颌左侧后牙区
A.颊面操作、口镜牵拉、口外支点　B.𬌗面操作、口镜牵拉舌体、口外支点　C.舌面操作、口镜反射、口内支点

五、上颌前牙区（图3-3-5）

医师位置	9:30~12:30
椅位	上颌𬌗平面与水平面垂直；头部前后倾+8°~-25°
患者头部左右转动	不转动
口镜	以反射作用为主，左手手指牵拉唇黏膜
右手支点（握笔式）	无名指、小拇指置于邻牙

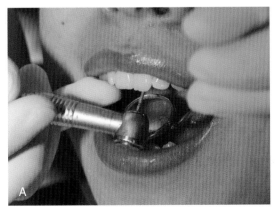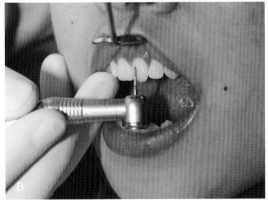

图3-3-5　上颌前牙区
A.舌侧操作、口镜反射、口内支点　B.颊侧操作、口镜牵拉、口内支点

六、下颌前牙区（图3-3-6）

医师位置	9:30~12:30
椅位	下颌殆平面与水平面平行；头部前后倾+8°~-25°
患者头部左右转动	基本不转动
口镜	以反射作用为主，左手手指牵拉唇黏膜
右手支点（握笔式）	无名指、小拇指置于邻牙

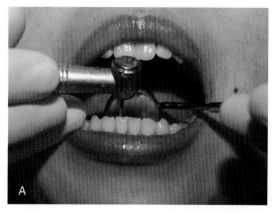 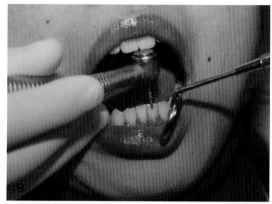

图3-3-6　下颌前牙区
A.舌侧操作、口镜反射、口内支点　B.颊侧操作、口镜牵拉、口内支点

（余擎　吴舜　王捍国）

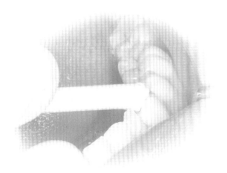

第四章

规范化检查

第一节　常用器械的规范化握持

一、执笔法

拇指、示指和中指协同，紧握器械柄，可用中指、无名指或中指和无名指共同做支点。此法运动幅度宽而准确，适于精细工作。许多口腔器械均使用此法，如涡轮机头、水门汀充填器、银汞充填器、刻形器、磨光器等（图4-1-1）。

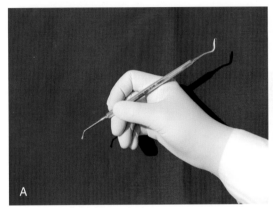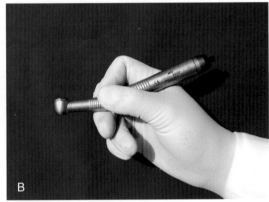

图4-1-1　执笔法握持器械
A.水门汀充填器的持法　B.高速涡轮机的握法

二、掌握法

器械握于掌内，第三、四、五指紧绕柄，示指绕柄2/3圈，拇指沿柄指向工作端，如拔牙钳、气水枪等（图4-1-2）。

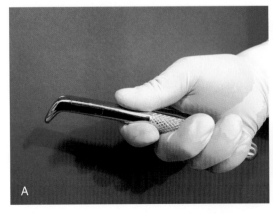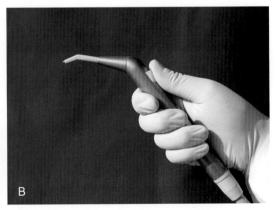

图4-1-2　掌握法握持器械
A.拔牙钳的握法　B.气水枪的握法

三、掌–拇指法

器械握于掌内，四手指紧绕柄，大拇指沿柄方向伸展，尽量靠近工作端并作为手指支点，如骨凿（图4-1-3）。

四、掌–拇指反握法

方法与掌–拇指法相似，用于器械工作端低于尺骨边缘而需要用手掌握持的器械，如橡皮障夹钳及某些拔牙钳（图4-1-4）。

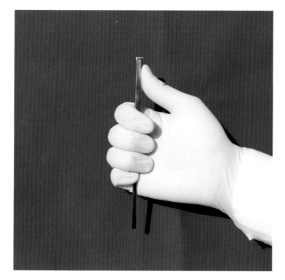

图4-1-3　掌–拇指法握持骨凿

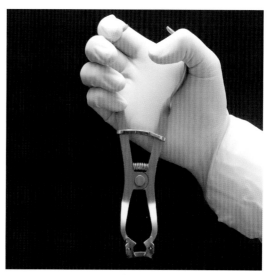

图4-1-4　掌–拇指反握法握持橡皮障夹钳

五、其他（图4-I-5）

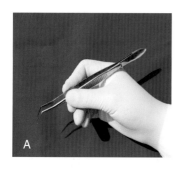
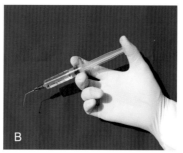
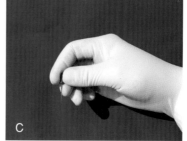

图4-1-5　其他器械的握持
A.镊子的持法　B.注射器的持法　C.根管预备器械的拿法

第二节 口 腔 检 查

口腔检查是根据患者的病史和症状，运用各种检查方法对口腔各组织进行全面而有重点的检查，然后将病史和检查结果加以分析判断，作出正确诊断，并制订出合理的治疗计划。因此，口腔检查是口腔疾病诊断和治疗的依据，是诊治工作的前提。

口腔与全身器官关系密切，相互影响。故在口腔检查时，应注意局部与全身的关系，必须有整体观念，必要时需进行全身检查。对初次尚不能确诊者，需在治疗过程中进一步检查验证，以防漏诊、误诊和延误治疗。

全面系统的检查后，应按轻重缓急，给患者制订全面的口腔治疗计划。对待患者要耐心细致，做好病情与治疗的解释工作，赢得患者的信任，取得患者的配合。对不能立即确诊的疑难病例，不要轻易作出判断或做不当的解释，以免引起患者的疑虑和不安。

一、口腔检查准备

（一）诊室

诊室应当宽敞舒适、明亮、通风，医疗用品摆放整洁有序，按时定期消毒（图4-2-1）。

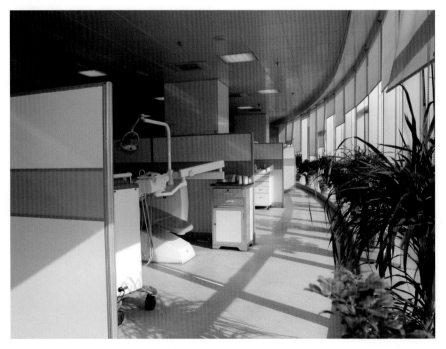

图4-2-1 明亮整洁的诊室

（二）术者

修剪指甲，洗手消毒，戴帽子，戴口罩，戴手套，着整洁的工作服，精神饱满，态度热情，服务周到。

（三）体位

参见第三章。

（四）光源

光线充足与否对口腔检查极为重要。自然光能真实反映牙冠、牙龈和口腔黏膜的色泽，故最为理想。自然光线不足时，应有灯光辅助，以冷光源为宜。口腔内光线不能直射到的部位可借助口镜进行观察（图4-2-2）。

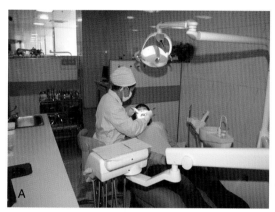 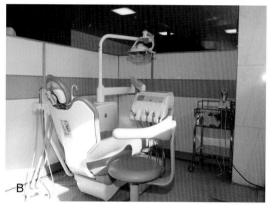

图4-2-2 口腔检查的光源
A.灯光辅助检查　B.自然光线

（五）器械

口腔检查的基本器械是口镜、探针和镊子（图4-2-3）。

1. 口镜　有平面和凹面两种。平面镜较常用，影像真实，不放大。通常术者左手持口镜，将镜面放入口中。其主要有三种用途：

（1）反映视线不能直达部位的影像。如牙齿的远中面、舌面和上颌牙的𬌗面等。

（2）可用以反向或聚集光线到检查部位，增加局部照明，必要时可用凹面口镜放大影像。

（3）用以牵引或拨压唇、颊、舌等软组织以利检查或手术。其柄端亦可做叩诊之用。

2. 探针　具有尖锐的尖端，用以检查牙面缺损区，如龋洞、牙齿窝沟点隙等，探查牙齿感觉过敏区、穿髓点、根管口，探测牙周盲袋和窦道，检查皮肤和黏膜的感觉功能等。可根据需要选择不同形式的探针，邻面龋检查宜用三弯探针，而牙周袋和窦道则应用钝头和刻度探针。

3. 镊子　口腔专用镊呈反角型，尖端闭合严密。用以夹持敷料或药物，去除异物和检查牙齿动度，也可用柄做叩诊检查。

4. 辅助器械　此外，还有一些辅助器械，如挖匙用以除去龋洞内的龋坏牙本质及其他污物；气枪用以吹干；牙线用以检查牙齿邻接关系和清除嵌塞的食物或菌斑等（图4-2-4）。

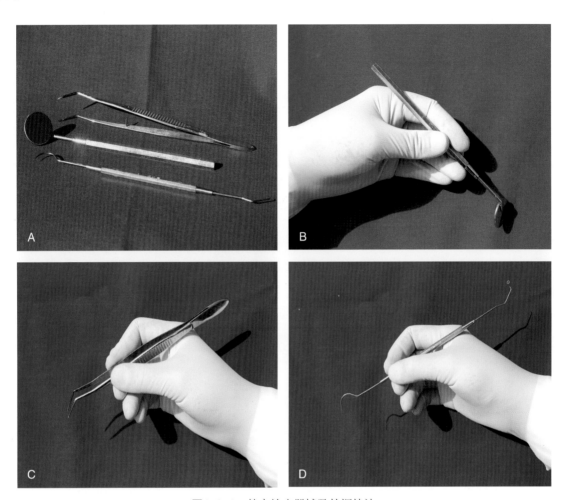

图4-2-3　基本检查器械及其握持法
A.基本检查器械　B.口镜的持法　C.镊子的持法　D.探针的握法

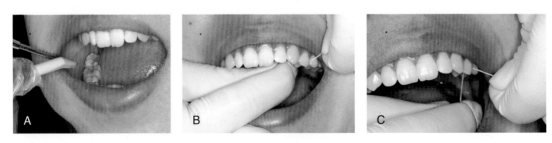

图4-2-4　辅助器械检查
A.气枪吹干　B.牙线检查邻接关系　C.牙线清除嵌塞食物

二、一般检查

　　口腔检查时，医师应动作轻柔、热情细心，有爱护患者的观念。口腔检查包括一般检查和特殊检查。

（一）问诊

问诊是医师与患者或其陪同人员交流，了解疾病的起因、发展、治疗过程等，获得诊断疾病重要依据的过程（图4-2-5）。问诊时态度要和蔼可亲，耐心细致，要有高度的爱伤观念，避免给患者不良的刺激，语言应通俗易懂，少用或不用医学术语，主要内容包括主诉、现病史、既往史和家族史。

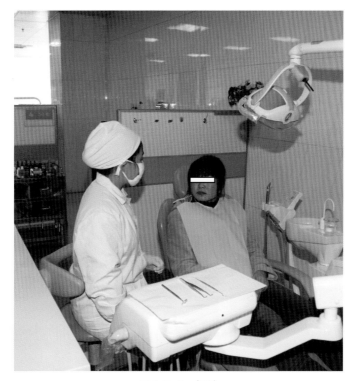

图4-2-5　问诊

（二）视诊

视诊是医师用视觉检查患者病变部位及全身的检查方法。口腔视诊主要是口腔和颌面部的改变，一般按照先口外，后口内，先检查主诉部位，然后再其他部位的顺序检查。

1. 全身情况　发育状况，四肢，体态，行动。

2. 口腔颌面部　发育是否正常，左右是否对称，有无肿胀或畸形，皮肤的颜色改变、瘢痕或窦道（图4-2-6）。要检查面神经的功能，注意鼻唇沟是否消失，可嘱患者闭眼、吹口哨，观察眼睛能否闭合，口角是否歪斜。

3. 牙齿及牙列　牙齿的颜色、外形、质地、大小、数目、排列、接触关系；牙体的缺损、着色、结石、软垢、充填体等情况；牙列的完整和缺损，修复体的情况等（图4-2-7）。

4. 口腔软组织　牙周的色、形、质的改变，结石的状况，肿胀程度及范围，是否存在窦道，牙龈及其他黏膜的色泽、完整性，有无水肿、溃疡、瘢痕、肿物等（图4-2-8）。

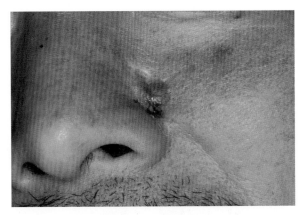

图4-2-6 皮肤窦道

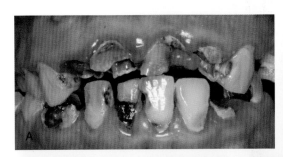
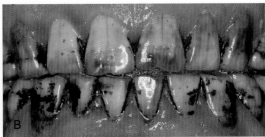
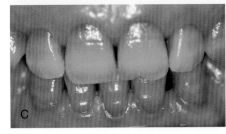
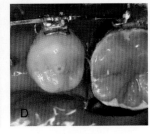
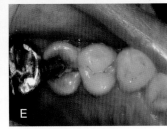

图4-2-7 牙齿及牙列的视诊
A.全口牙齿龋坏　B.氟斑牙　C.四环素牙　D.畸形中央尖　E.纵折牙

（三）探诊

1. 牙体　探查修复体的边缘密合度，有无继发龋；感觉过敏的部位和程度；龋齿的部位和深浅，是否牙髓暴露，注意动作轻柔，以免探针刺入穿髓点引起剧烈疼痛（图4-2-9）。

2. 牙周　用光滑尖探针探查有无龈下牙石、数量、分布、位置，根面有无龋损或釉珠，以及根分叉处是否累及等。探查时应使探针松弛，力量轻微（图4-2-10）。正常龈沟的深度为0~2mm；牙周炎时，牙周袋深度超过2mm。用有刻度的牙周探针，探查牙龈与牙齿的附着关系，了解牙周袋深度、附着情况。探测时应注意以下几点：

（1）支点稳，尽可能靠近牙面。

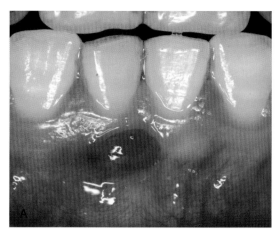
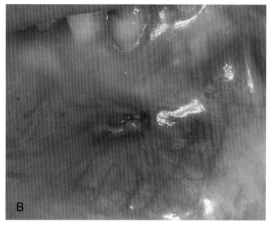

图4-2-8 口腔软组织的视诊
A.牙龈脓肿　B.牙龈窦道

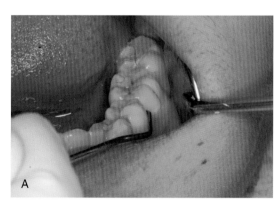
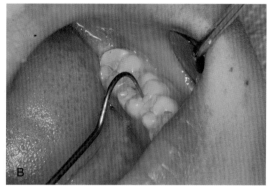

图4-2-9 牙体组织的探诊
A.牙齿邻面探诊　B.殆面龋探诊

（2）探测力量适当，一般以20~25g压力为宜。这既可以发现病变，又不引起疼痛和损伤。训练这种适宜力量的方法是：轻轻将探针插入指甲内而不致引起疼痛和不适。

（3）恰当的角度和位置：探测时使探针与牙长轴方向一致，才能了解其真实情况。

（4）按一定顺序探测，以免遗漏，牙周探测要按牙的颊、舌侧的近中、中、远中三点做测量记录。

（5）附着水平的记录：即附着丧失位于根面的位置。其方法是先测量牙周袋深度（龈缘至牙周袋底的距离），再记录龈缘至釉牙骨质界的距离，如龈缘位于釉牙骨质界下之根面者，其距离为负值。公式是：附着水平=牙周袋深度-龈缘至釉牙骨质界的距离。

3.窦道　为了探测窦道的方向和深度，应选用圆钝而质软的探针，探时应缓慢顺势推进，以免穿破窦道壁（图4-2-11）。

53

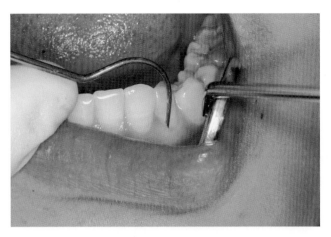

图4-2-10 牙周探诊

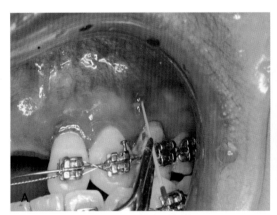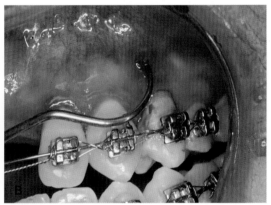

图4-2-11 窦道的探诊

A.牙胶探查窦道 B.窦道探查

（四）触诊

触诊是医师用手指或器械在病变部位进行触摸或按压，根据患者反应和检查者的感觉进行检查的方法。

1. 牙齿 用手指触压牙冠部，观察患牙是否有触痛；用手指或镊子触压根尖部位，检查是否有压痛、波动感或脓性分泌物溢出（图4-2-12）。

2. 牙周 用指腹触压牙齿的唇、颊或舌侧牙龈，查看龈沟处有无渗出物溢出；或将示指置于患牙唇（颊）面颈部与牙龈交界处，让患者作各种咬合运动检查是否有早接触点或𬌗干扰存在（图4-2-13）。

3. 口腔颌面部 对于肿胀，了解肿胀的范围、界限、硬度，有无波动感、压痛或发热等。在口底可用双手触诊法，在唇部可用双指触诊法。对肿瘤性包块的触诊，要了解包块的部位、大小、外形、表面是否光滑、界限是否清楚、活动度、包块的硬度（一般可描述为柔软的、囊性的、中等硬度或极硬等）、有无压痛等，这对良性或恶性肿瘤的鉴别诊断有意义。

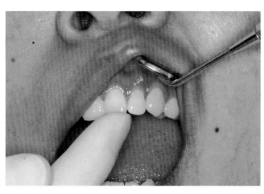

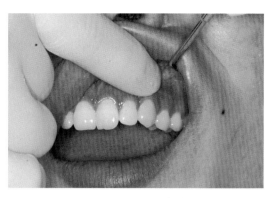

图4-2-12　牙齿触诊　　　　　　　　　　　图4-2-13　牙周触诊

4. 淋巴结　正常浅表淋巴结小而质稍软，表面光滑，无压痛，与周围组织无粘连，直径约在0.5cm左右。淋巴结的触诊要了解淋巴结的大小、数目、硬度，有无粘连或压痛，以鉴别有无淋巴结炎或肿瘤转移。颌骨：是否对称，有无压痛，有无异常动度（图4-2-14）。

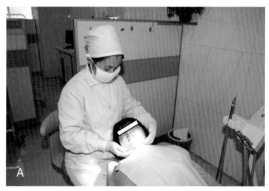

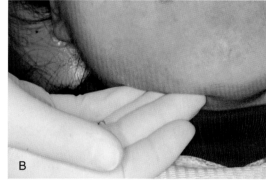

图4-2-14　淋巴结的触诊
A.下颌下淋巴结触诊图　B.局部放大

5. 颞下颌关节　关节有无脱位，关节窝处有无压痛，开闭口有无弹响或肌肉疼痛（图4-2-15）。

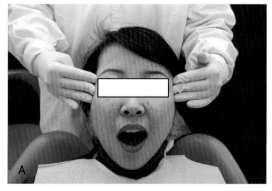

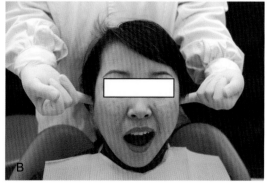

图4-2-15　颞下颌关节的触诊
A.颞肌检查　B.髁突的运动性检查

（五）叩诊

正常牙叩击时，无疼痛反应，当尖周炎或牙周膜炎时，可出现不同程度的叩击反应。垂直叩诊，主要检查尖周区的炎症；水平叩诊，叩击方向和牙齿长轴垂直，用以检查牙周膜某一侧的炎症。进行叩诊检查时，一定要与正常牙进行对比，先叩正常牙，后叩患牙，力量宜先轻后重，如无明显反应时，可稍用力进行比较（图4-2-16）。

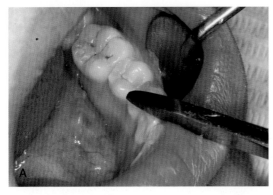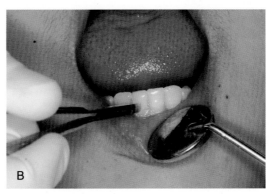

图4-2-16　叩诊
A.垂直叩诊　B.水平叩诊

（六）咬诊

咬诊是了解牙齿咬合时有无疼痛，牙齿是否有早接触点以及具体部位，可用咬诊法进行检查。方法有以下几种：

1. 空咬法　嘱患者咬紧上下颌牙或做各种咀嚼运动，观察牙齿有无松动或移位，了解咬合时有无疼痛。

2. 咬实物法　牙隐裂、牙齿感觉过敏、牙周组织或尖周组织炎症时，咬实物均可有异常反应。当患者咬棉球或棉签时，如发生疼痛，表明牙周组织或尖周组织有病变或者牙齿有隐裂。牙齿感觉过敏者咬实物时，感觉酸痛（图4-2-17）。

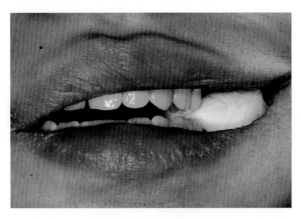

图4-2-17　咬实物法

3. 咬合纸法　以咬合纸置𬌗面，嘱患者做各种咬合运动，根据牙面上所留色迹，确定早接触部位（图4-2-18）。

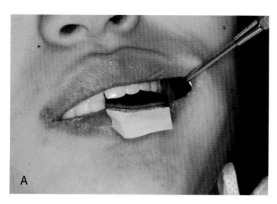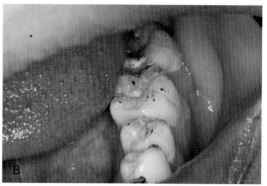

图4-2-18 咬合纸法
A.用咬合纸检查咬合情况 B.咬合印迹

4. 咬蜡片法 将烘软的蜡片置𬌗面上，嘱患者轻轻做正中咬合，待冷却后取下，观察牙印变薄或穿破处，确定早接触点（图4-2-19）。

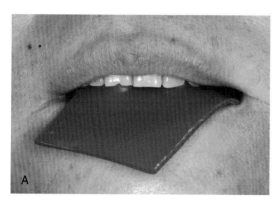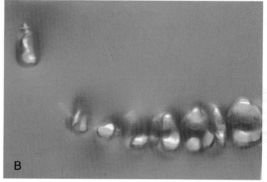

图4-2-19 咬蜡片法
A.用蜡片检查咬合情况 B.咬合痕迹

（七）牙齿松动度检查法

用镊子夹住切端或抵住𬌗面的窝沟，做唇（颊）舌（腭）向、近远中向和上下推（摇）动，常用的松动度记录方法有以下几种（图4-2-20）：

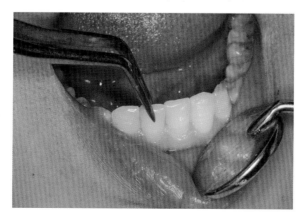

图4-2-20 松动度检查

1. 松动毫米数

（1）Ⅰ度松动：松动幅度相当于1mm以内。

（2）Ⅱ度松动：松动幅度为1~2mm。

（3）Ⅲ度松动：松动幅度大于2mm。

2. 松动方向

（1）Ⅰ度松动：唇（颊）舌（腭）方向松动。

（2）Ⅱ度松动：唇（颊）舌（腭）方向松动，伴有近中远中方向松动。

（3）Ⅲ度松动：唇（颊）舌（腭）方向松动，伴有近中远中方向和垂直方向松动。

（八）嗅诊

用鼻子辨别气味，对某些口腔疾病的诊断有一定帮助。如牙髓坏疽的髓腔内和坏死性龈口炎患者口腔内有特殊的腐败气味。

（九）染色法

用碘酊或硝酸盐在牙面上涂布，使隐裂纹着色凸显的方法（图4-2-21）。

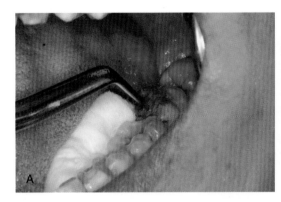
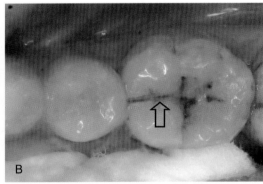

图4-2-21 染色法检查隐裂
A.碘酊涂布牙面　B.隐裂纹显色

（十）透照法

透照是用强光源照射牙齿，借牙齿透光度不同来检查其内部结构。有助于死髓牙、牙隐裂和牙折裂的诊断和根管口位置的确定（图4-2-22）。

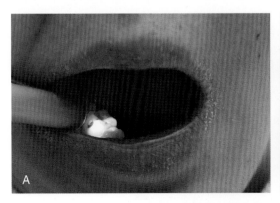
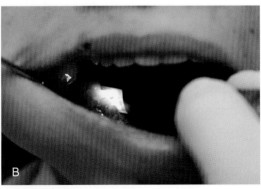

图4-2-22 透照法
A.用手电筒检查牙隐裂　B.用口腔内镜光源检查牙隐裂

三、特殊检查

（一）X线检查

参见第三节。

（二）牙髓电活力测验法（图4-2-23）

牙髓电活力测验是用电流刺激牙髓，根据牙髓反应来判断牙髓状态的一种方法。

1. 测试前应向患者解释检查的目的，如有热、麻或刺痛感应举手示意，以取得患者的合作。

2. 测试前先将电测器拨到"0"处，擦干或吹干牙面，再用小棉球蘸生理盐水或牙膏作导体，放在牙面上适当位置。

3. 电测器电极或探头应置牙冠唇（颊）面中部，使电流直达下方的牙髓。如测试前牙时，电极或探头不能太近切缘，因其下无牙本质，可出现假阴性结果。不能太靠近牙龈，因电流刺激牙周膜导致假阳性结果或烧伤牙龈。电极也不能直接放入龋洞内或暴露的牙本质、修复体上，以免影响结果的准确性。

4. 测试时电极或探头置导体上，逐渐增加电流强度，直至患者有反应时移开，记录其读数。

5. 选择对照牙，其顺序是：同颌同名牙、对颌同名牙、邻牙。

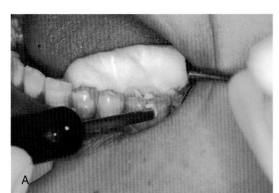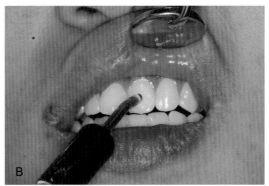
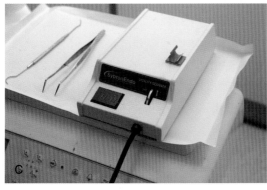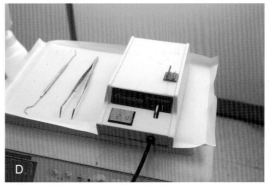

图4-2-23 牙髓电活力测试
A.后牙电活力测试　B.前牙电活力测试　C.牙髓坏死　D.牙髓活力正常

6. 电测器根据电流强度可分为手控和自动两类，前者的电流强度和测试时间由术者控制，若掌握不好使电流增加过快过大，可引起医源性牙髓炎。后者电流强度是自动增加的，增加速度均匀一致，使用更安全准确，结果可靠。

（三）温度测试法（图4-2-24、图4-2-25）

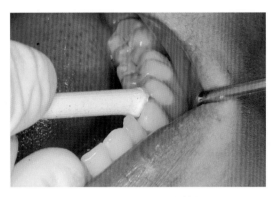

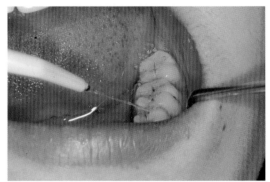

图4-2-24　热诊：用烤化的牙胶棒置于牙面上测试牙髓的反应

图4-2-25　冷诊：用冷水冲患牙或者用小冰棒置于牙面上测试牙髓的反应

（四）穿刺

通过穿刺了解肿块或肿胀组织性质是进行诊断和鉴别诊断的一种方法。可鉴别是实性还是囊性肿块，如穿刺出内容物，可以判断是囊肿液、脓液或血液。

（五）局部麻醉

当无法确定放射痛病源牙的部位时，可用局部麻醉法协助定位。若注射麻醉后疼痛缓解，则可确定是麻醉区域内的牙齿疼痛。

（六）实验室检查

1. 口腔微生物涂片检查

（1）暗视野显微镜检查：广泛用于牙周炎龈下菌斑标本的检查。

（2）刚果红负性染色涂片：可以长期保存，但不能检测可动菌。近年来广泛用于牙周病新药药效观察和口腔微生态学的研究。

（3）真菌的涂片检查：主要用于口腔念珠菌感染的标本检查。

（4）原虫的涂片检查：主要用于牙龈阿米巴和口腔毛滴虫的检查。

2. 口腔微生物的分离培养及鉴定　口腔微生物的分离培养是确定各种细菌最常用的方法，步骤包括标本采集、标本运送、分散和稀释、接种和孵育、细菌鉴定。

3. 活体组织检查　适应证为疑似肿瘤的肿块、疑似癌前病变、结核、梅毒性病变、放线菌病及口腔黏膜病变以及手术后的标本确诊。

注意：急性炎症期禁止活检，以免炎症扩散和加重病情；范围明确的良性肿瘤，活检时应完整切除；疑为恶性肿瘤者，做活检的同时应准备手术、化疗或放疗，时间尽量与活检时间间隔缩短，以免活检切除部分瘤体组织引起扩散或转移。

4. 脱落细胞学检查

（1）方法：从病变表面刮取少许组织，用转圈图片法或往复图片法制成涂片，厚薄要适中，干燥后用甲醇固定，经苏木精-伊红染色，观察有无瘤细胞。

（2）注意：此法不能代替活体组织检查，只是活检的补充，当没有发现瘤细胞时，不能否定肿瘤的存在，仍需要做活体组织检查。当有可见病灶存在时，准确率可达90%以上，而对来源于非上皮细胞的肿瘤（如肉瘤）则不能应用。

5. 血液检查　常用于以下情况：

（1）急性化脓性炎症，应查血常规，重点观察白细胞计数、分类计数。

（2）有口腔坏死、坏疽症状，特别是治疗反应不佳的病例，应作血常规检查。

（3）口腔、牙龈出血，黏膜上有出血瘀点，有流血不止、术后不易止血者，应查血常规、出凝血时间和血小板计数。

（4）口腔黏膜苍白、舌乳头萎缩、口舌灼痛时，应查血红蛋白量和红细胞计数。

（5）出现猛性龋和重度破坏的牙周病或颌骨在X线片上有多数质密区或稀疏区时，应做血液生化检查，诊断是否有骨骼系统的疾病。

（6）使用磺胺或抗生素类药物（如氯霉素）或免疫抑制剂药物，应定期进行血常规检查，注意白细胞变化。

6. 尿检查　尿检查常见于以下情况：患有牙周脓肿、创口不易愈合、口干、牙周组织破坏迅速的患者，应查有无糖尿病；服药后，尤其是磺胺类药物，观察尿中有无结晶，预防药物损害。

第三节　放射学检查

在现代口腔医疗活动过程中，规范化牙科拍片才能提供高质量X线片，对于正确诊断和治疗具有重要意义。按照与国际接轨的操作理念规范化牙科X线拍片，提供规范化的X图像，带来的好处显而易见：一方面提高拍片质量、提升临床诊治水平，同时便于和国内、国际同行交流。

一、牙片拍摄

根尖片是用牙科专用X线机拍摄，牙科X线机主要由三部分组成：X线球管、供应X线管高压电的装置和调节X线发生的控制器。成人牙片尺寸为3cm×4cm，儿童为2cm×3cm。牙片投照方法一般分为分角线投照和平行投照，中国多数采用分角线投照，欧美、日本多采用平行投照。

（一）投照操作

对好X线中心线位置，投照上颌牙时，X线中心线投射的体表位置应在听鼻线（外耳道上缘和鼻尖的假想连线）上。投照下颌牙时，X线中心线在下颌骨下缘上1cm的假想线上，然后对准被检查牙齿部位照射。

（二）投照方法

1. 患者体位　坐在专用口腔治疗椅上，椅座呈水平位，背托呈垂直位，调节椅子高度使患者呈直立姿势，头部靠在头托上，矢状面与地面垂直。投照上颌后牙时，听鼻线与地面平行。投照上颌前牙时，头稍低，使前牙的唇侧面与地面垂直。投照下颌后牙时，听口线与地面平行。投照下颌前牙时，头稍后仰，使前牙的唇侧与地面垂直。

2. 胶片分配与投照参考角度　成人进行全口牙检查时，需要14张胶片（表4-3-1），儿童则需要10张胶片（表4-3-2）。

表4-3-1　成人全口牙检查根尖片分配方法及球管角度（括号内）

上颌牙	87（10度）	654（10度）	32（10度）	11（10度）	23（20度）	456（30度）	78（40度）
下颌牙	87（10度）	654（10度）	3（10度）	2112（10度）	3（10度）	456（10度）	78（10度）

表4-3-2　儿童全口牙检查根尖片分配方法及球管角度（括号内）

上颌牙	6 V IV（10度）	III（10度）	II I I II（10度）	III（10度）	IV V 6（10度）
下颌牙	6 V IV（10度）	III（10度）	II I I II（10度）	III（10度）	IV V 6（10度）

3. 胶片放置及固定　过去，分角线投照通常让患者用手指按压固定胶片，该方法不卫生，达不到感染控制要求，显然已经过时。根据中华人民共和国卫生部2012年等级医院评审标准，规范的方法是使用摄影固定支架，固定支架分为一次性和非一次性两类。一次性口腔牙片摄影固定支架在临床上广受欢迎（图4-3-1~4-3-4），经过环氧乙烷或钴-60辐照消毒的一类医疗器械，达到国家对一次性医疗卫生用品的卫生要求。使用一次性摄影固定支架的优点：患者和医务人员的手指不用进入患者口内进行摄影固定，避免交叉感染。

（1）按照分角线投照原理投照。每次拍摄需使用摄影固定支架固定胶片（数字化牙片固定数字化成像板），让患者咬合固定。

（2）使用时将X线胶片插入夹持部的折边内，一边与夹持部平齐，另一边露出。根据被拍摄牙齿，选择横放（后牙）或者竖放（前牙），握住手柄，以拍摄牙为中心，让患者咬住定位平台即可拍片（图4-3-1、4-3-2、4-3-4）。

（3）使用一次性支架牙片投照步骤：

具体牙位摆放如下（以A区为例，其他区域参照此步骤）：拍摄前牙A1B1片子竖放，让两个中切牙处于片子中央部位；拍摄上颌A2、A3片子竖放，让牙齿处于片子中央部位；拍摄A4、A5、A6片子横放，片子近中边缘和A3的"中央线"对齐；拍摄A7、A8片子横放，片子近中边缘和A5的"中央线"对齐。

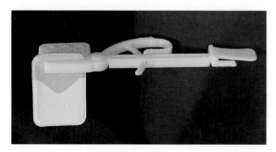

图 4-3-1　嘉易拍 V 型摄影固定支架固定后牙横放牙片

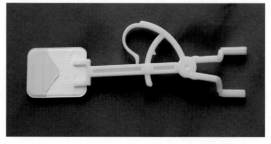

图 4-3-2　嘉易拍Ⅶ型摄影固定支架固定前牙竖放牙片

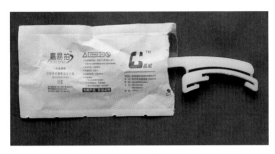
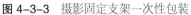

图4-3-3 摄影固定支架一次性包装

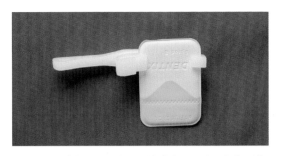

图4-3-4 嘉易拍 I 型摄影固定支架通用全口任何牙位

使用一次性嘉易拍 I 型摄影固定支架拍摄上颌前牙、上颌后牙、下颌前牙、下颌后牙体位和胶片固定（图4-3-5~4-3-8）。

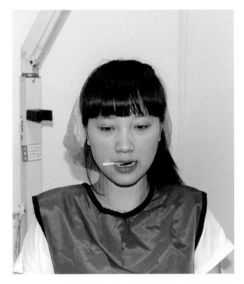

图4-3-5 投照上颌前牙时的体位和胶片固定

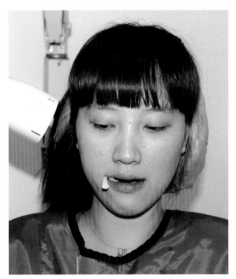

图4-3-6 投照上颌后牙时的体位和胶片固定

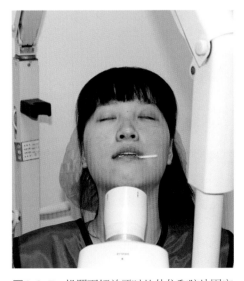

图4-3-7 投照下颌前牙时的体位和胶片固定

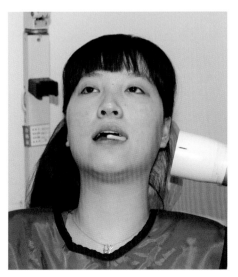

图4-3-8 投照下颌后牙时的体位和胶片固定

平行投照则采用平行投照支架（图4-3-9）。该方法优点是拍摄牙片重复性高，便于比较和国际交流。缺点是拍摄比较费时，反复消毒成本比较高。登士柏平行投照支架根据塑料颜色和金属支架标记颜色分为蓝色、黄色、红色三种套装。蓝色用于前牙平行投照拍摄，黄色用于后牙平行投照拍摄，红色用于后牙咬翼片平行投照拍摄。

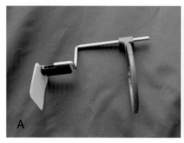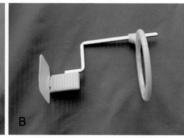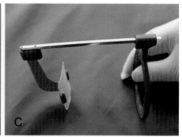

图4-3-9　平行投照支架
A.前牙　B.后牙　C.咬翼片

平行投照步骤：放置好牙片，装配好支架后，放置口内，让患者咬住咬合部，牙片对齐参照以下"牙片对齐的方法"，移动调整X线球管射线筒对齐平行投照支架的圆圈，曝光即可（图4-3-10）。

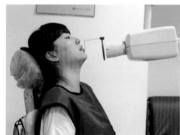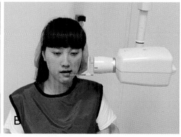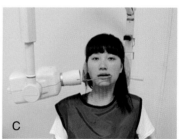

图4-3-10　平行投照
A.前牙　B.后牙　C.咬翼片

"牙片对齐的方法"：拍摄前牙A1B1，让两个中切牙处于片子中央部位；拍摄上颌A2、A3，让牙齿处于片子中央部位；拍摄A4、A5、A6，片子近中边缘和A3的"中央线"对齐；拍摄A7、A8，片子近中边缘和A5的"中央线"对齐。

二、RVG数码拍片系统/数字化牙片机

数字化牙片系统包括：RVG数字拍片系统、现代计算机X线摄影（computed radiography，CR）和数字X线摄影（digital radiography，DR）（图4-3-11、4-3-12）。数字影像技术有以下优点：节省时间；图像质量稳定；降低辐射剂量；便于和患者交流；易于存储、复制和管理；可用于远程医学。

RVG数码拍片系统是一种独特的基于成像板和激光技术的数字口内成像系统（digital dental imaging system），用这种方法成像替代了传统的胶片。成像板（光刺激磷光体）可以使用数百次，由一个激光扫描仪读出，30秒内图像即可在计算机屏幕上读出（图4-3-11）。

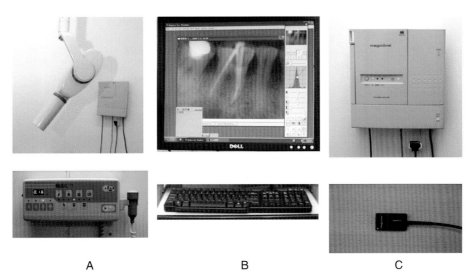

A   B   C

图4-3-11 RVG数码拍片系统
A.牙科X线机　B.数字图像处理系统　C.传感器

↘ 系统组成

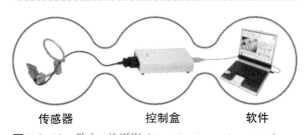

传感器   控制盒   软件

图4-3-12 数字X线摄影（digital radiography，DR）

拍摄过程中，为了避免交叉感染，可以采用塑料保护膜保护成像板，一次性摄影固定支架固定成像板（图4-3-13、4-3-14），每个患者更换一次摄影固定支架。拍摄前由技师摆好成像板位置，然后由患者伸手在口腔外扶持即可（图4-3-15、4-3-16）。

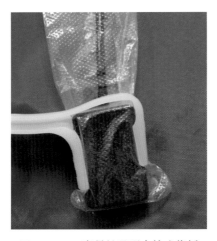 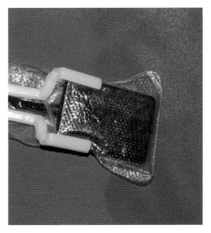

图4-3-13 嘉易拍Ⅱ型夹持成像板　　**图4-3-14** 嘉易拍Ⅶ型夹持成像板

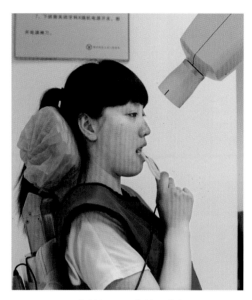
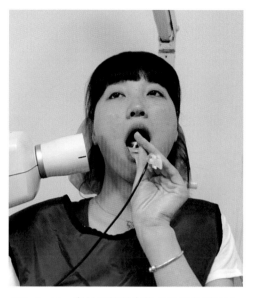

图4-3-15　嘉易拍Ⅶ型夹持成像板拍摄前牙　　　图4-3-16　嘉易拍Ⅶ型夹持成像板拍摄后牙

三、全景片/全口曲面体层

　　曲面体层片有上颌、下颌、全口牙位三种，但以全口牙位最为常用。全口牙位曲面体层片可以在一张胶片上显示双侧上下颌骨、上颌窦、颞下颌关节及全口牙齿等，常用于观察上下颌骨肿瘤、外伤、炎症、畸形等病变及其与周围组织的关系。因为成人和儿童颌骨密度、厚度、周长不同，拍摄参数不同，拍摄时分别切换到成人模式、儿童模式拍摄（图4-3-17）。

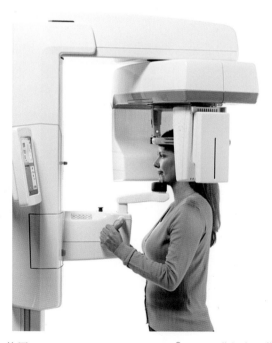

图4-3-17　使用ORTHOPANTOMOGRAPH® OP300进行全口曲面体层拍摄

口腔正畸、正颌外科经典的头影测量分析通常应用头颅正位、侧位定位拍摄所获得的图像，其优点是便于二维头影测量分析，便于了解牙、颌及颅面软组织的结构（图4-3-18）。

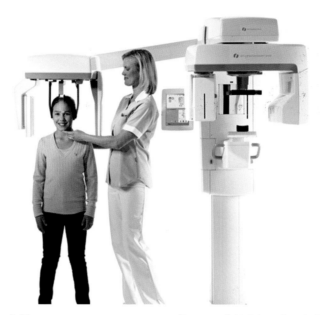

图4-3-18　使用ORTHOPANTOMOGRAPH® OP300进行头颅正位、侧位定位拍摄

四、殆片拍摄

当上下颌根尖或者牙槽骨病变比较深或者范围中等大，普通牙片拍摄不能包全病变时，常常采用颌面拍摄来了解病变。一般包括上颌前部（图4-3-19）、上颌后部殆片（图4-3-20）、下颌前部（图4-3-21）、下颌后部殆片（图4-3-22），拍摄体位如下：

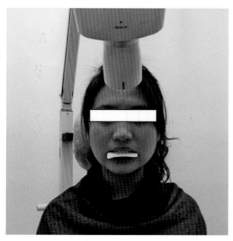

图4-3-19　上颌前横断殆片体位和胶片固定

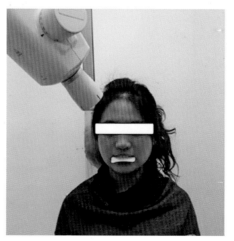

图4-3-20　上颌后横断殆片体位和胶片固定

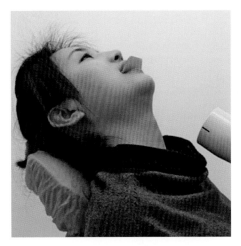 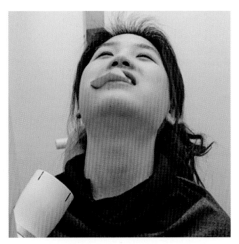

图4-3-21　下颌前横断殆片体位和胶片固定　　　图4-3-22　下颌后横断殆片体位和胶片固定

五、CT 的 拍 摄

　　当口腔医师面对复杂根管、复杂根尖周病变、严重牙周病的牙齿建议使用CT扫描观察，便于把握细节，辨明病因。对于埋藏牙多生牙的患者，CT扫描便于精确定位，判断其位置究竟在舌、腭侧或唇、颊侧。种植医师，常常应用曲面体层片协助种植，但是曲面体层难以判断边界病例和下颌骨神经管位置，应用CT扫描牙槽骨，可以获得牙槽骨宽度和高度以及下颌神经管精确位置，具有很重要的临床使用价值。

　　上下牙列的CT拍摄没有成熟的方法，建议上下前牙间咬住棉球或者软木塞使得上下牙列分开大约5mm，患者平卧位（图4-3-23），定位线位于口角连线，通过正面定位联合侧面定位锁定牙列（图4-3-24），以最小光圈、最薄层厚扫描，获得扫描牙齿最高清晰度。

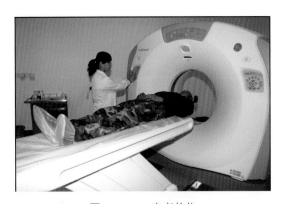 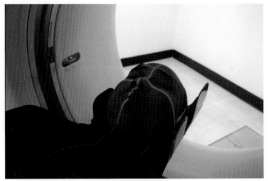

图4-3-23　患者体位　　　　　　　　图4-3-24　通过正面定位联合侧面定位锁定牙列

六、牙科CT拍摄方法

　　牙科CT又被称作锥形束CT（cone-beam CT），根据患者摆位方式不同可以分为立式、坐式和卧式三种类型。相对于多螺旋CT，牙科锥形束CT具有高分辨率、低放射剂量等特点。锥形束CT面世近15年，给口腔颌面放射带来革命性的进步，小视野高清晰牙科CT分辨率甚至可以达到0.08mm，可以分辨牙本质和釉质，可以分辨牙周膜间隙及骨小梁。此外，牙科CT专门针对牙科开发的配套系列软件功能模块，逐步应用到牙体、牙周、种植、正畸、正颌等口腔医学领域，显著提升口腔医学诊治水平。

对于立式牙科CT，多采用站姿拍摄（图4-3-25，Newtom），患者站立姿势，矢状面与地面垂直，调节定位装置高低，使患者在听眶线与水平面平行时张开前牙轻轻咬住定位咬合板，前额顶住挡板，保持固定姿势，技师操作控制电脑和曝光按钮，根据需要选定扫描野完成扫描，然后运用CBCT自带软件或者第三方软件做后处理和三维重建。立式牙科CT，也可以添加一个椅子，让患者坐式拍摄（图4-3-26）。

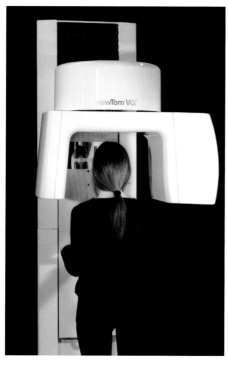
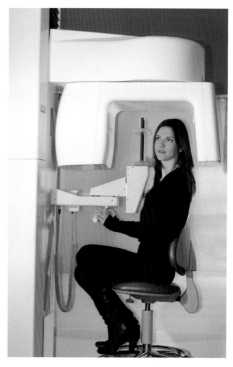

图4-3-25　Newtom立式牙科CT投照体位　　　图4-3-26　Newtom立式变坐式拍摄

坐式牙科CT（图4-3-27，LargeV），在拍摄时，患者无需咬住合板，下颌不接触平台不变形，前额也不用顶住挡板，只需要头的枕部靠住托板。另外，该系统重建速度非常快，在15~30秒就可以完成图像重建，消减金属伪影非常显著。

对于卧式牙科CT（图4-3-28，Skyview），无需头颅固定装置、带子或者咬合定位，意味着患者的检查会变得轻松而快捷，这样可以避免因常规调整患者坐姿等准备过程而浪费时间，患者自始至终都会感到很轻松。他们需要做的就是躺下，将他们的头部放在柔软的头枕上，这个头枕就是为了确保头部稳定性而特别设计的。

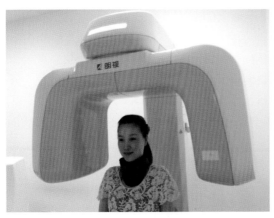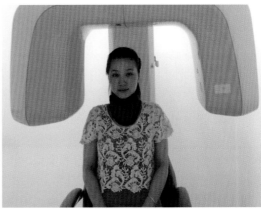

图4-3-27　LargeV坐姿牙科CT投照体位

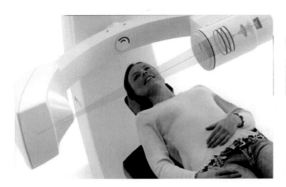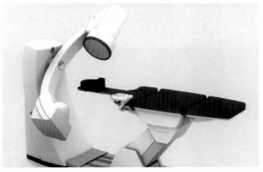

图4-3-28　Skyview卧式锥形束CT及投照体位

（邝容　吴舜　张亚庆　陈金武）

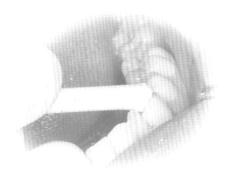

第五章

规范化整体诊疗计划

第一节　概念与内涵

在临床工作中，口腔医师要面对被各种口腔疾病困扰的患者，局部问题的发现和治疗往往较为容易。但是，对于患者的全身情况及口腔状况的整体分析与把握却往往不够。这样就会在牙科治疗中发生只着眼于局部而忽视整体治疗实施的问题，进而削弱医患之间的信任度，引起医患矛盾甚至医患纠纷。通过系统的、规范的方法进行检查和诊断，既能节约很多椅旁时间，又能有效避免诊疗过程中的遗漏和错误。因此，在系统的口腔检查与诊断的基础上，我们提出了"规范化整体诊疗计划"，它是在医学整体论和"生物－心理－社会"医学模式指导下产生的医疗管理和医学思维模式，是一种新的口腔治疗理念，强调牙齿、口腔及颌面的整体功能和美观，充分考虑牙冠与牙根、牙齿之间、牙与牙槽、颌骨的相互影响，全面评价口腔内缺牙、残留牙、颌骨、黏膜、关节肌肉的状况，是合理利用口腔现有条件而选择的一套最适合患者的整体化、个性化治疗方案及其后续系列化的追踪检查与维护。以"生物－心理－社会"医学模式作为研究症病的依据，体现了医学不只是面向"病"，对"人"也给予极大的关注，即以患者为中心的整体诊疗模式越来越被重视。

口腔疾病相对较为复杂，牙体缺损、牙列缺损、龋病、牙周病及口颌面痛等疾病可能会同时存在，这就增加了口腔诊疗难度，同时对患者来说增加了痛苦，也增加了诊疗费用和时间（图5-1-1）。目前口腔医学分科较为精细，导致很多口腔医师缺乏综合诊疗理念和素质，这就造成了许多不恰当或不必要的诊疗，使患者对治疗失去信心。规范化整体诊

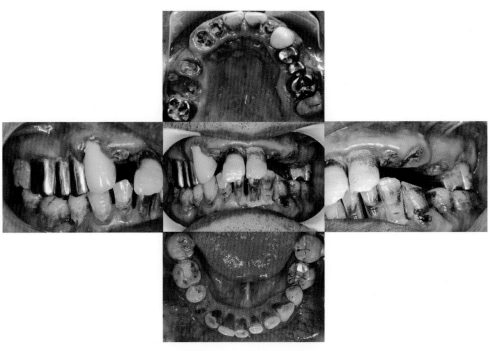

图5-1-1　牙体缺损、牙列缺损、龋病、牙周病并存的复杂口腔病患

疗计划就是对患者进行全面检查得出诊断，让患者得到良好的诊疗效果，同时拥有一个健康的口腔状态。

因此，牙科规范化整体诊疗计划的制订首先要建立在以维护患者口腔乃至全身健康福祉的最大利益为根本目的的基础之上。医道乃治病救人之道，只有坚持为民服务的良好医德才能制订出符合患者实际需要、切实可行的综合治疗计划并予以实施，也才能使医疗服务获得最大的医疗效果和社会效益。规范化整体诊疗计划还必须建立在患者对治疗计划认同的基础之上。由于医患双方对患者口腔内所存在问题认识的专业差距，综合诊疗的内容和范围往往超过患者原始主观的要求，这就要求医师在制订整体诊疗计划时必须充分尊重患者的知情权和选择权，与患者进行充分交流和沟通，使其在理解和符合医疗原则的基础上，对治疗计划进行调整，最终才能形成医患双方均认同的合理可行的整体诊疗计划。

规范化整体诊疗计划是在全面系统的个体化病史资料分析、临床检查、诊断和风险评估的基础上，在安全有效的前提下，进行预防为主、控制感染、消除病患、重建结构、恢复功能的一系列医疗服务。因此，在制订牙科整体诊疗计划时，口腔全科与专科之间、口腔各专科之间乃至口腔医师与内、外科以及其他相关专业医师之间的转会诊协作医疗是综合诊疗计划落实与贯彻的重要组成部分。在疾病的诊断需要专科检查与确诊、疾病的治疗技术需要由专科医师来完成、对疾病的诊断和治疗计划需要征求不同意见或者在医疗服务过程中患者因各种原因需要搬迁异地时，都需要当诊医师及时发现问题、明确自身医疗条件与能力范围，依靠专科会（转）诊医疗工作网络系统，主动争取第一时间进行转会诊协作治疗。

制订综合诊疗计划并不是一个简单的过程，是在多种诊断的基础上，医师要对每个问题制订出合适的治疗方案，然后再把这些治疗方案进行合理排序，最后按步骤进行治疗。制订一个完善的整体诊疗计划，需要遵循以下几个原则：

一、提出合理诊疗顺序

安排合理的治疗步骤基于两个主要的标准，即同时兼顾治疗的紧迫性和有效性。最初的治疗顺序常常是由患者感觉的紧急性、临床的紧急需要或临床实际所决定的，其可能一致，也可能不一致。基于紧急需要的治疗是个临床一定不可忽视的问题，因为必须首要考虑到患者的当前需要。基于有效性的治疗是为了达到更普遍的治疗目标和更高的口腔健康水平。

二、优先考虑紧急情况

患者最紧急、最明显的感觉就是疼痛或不适，这也是促使患者寻求治疗的主要原因，缓解或消除患者疼痛或不适是治疗的主要任务。即使有更严重的问题存在，但无临床症状时，也是要先处理紧急情况的。所以，除了那些对患者的健康造成威胁的问题之外，应当首先考虑患者的急症。

三、预防性处理致病因素

这是指那些虽然无症状，但是有急性发作可能的牙齿状况。这一方面的临床紧急治疗包括病变已经涉及根尖的死髓牙、拔除无保留价值的患牙（龋齿、牙周病、严重错位的牙齿）以及有时拔除部分萌出但无症状的第三磨牙（可能发生冠周炎）等。很多情况下，患者虽然知道自己存在潜在的口腔病患，但是他们还是选择等到症状出现了再治疗，这时候就需要医师向患者解释这种潜在病变的危害性，与患者沟通，做好预防性处理致病因素的工作。

四、保持良好医患联系

保持良好的医患联系是成功治疗口腔疾病的一个重要因素，对于需要长期多次复诊的疾病来说，医患保持有效的联系，对治疗结果有决定性的影响。

五、其 他

1. 为患者制订牙科整体诊疗计划过程中，综合患者口腔及全身检查的具体情况，考虑患者口腔健康认知水平及需求，结合患者的时间和经济能力，为患者制订切实可行的诊疗计划。

2. 为患者科学地安排就诊次序和时间，并向患者说明诊疗计划的可行性和必要性，使患者享有高效、经济的诊疗过程。

3. 在患者理解的基础上，医师对所有的口腔疾病进行彻底诊疗，达到健康、功能、美观并存的诊疗结果。

4. 医师对患者进行科学的口腔保健方法宣教，合理安排复诊检查时间，做到定期维护，维持诊疗结果，使患者摆脱牙病困扰。

第二节 制订与实施

一、全身及口腔整体状况资料的收集

通过视诊、问病史、检查和其他方法对患者的综合性资料进行收集，主要包括全身状况、口腔病史、影像学检查、临床检查与口腔健康分析等。

（一）全身情况

询问患者最近一次全身体检结果是否有全身系统性疾病，包括一些生命基本体征数据：脉搏、体温、呼吸、血压等。以下系统性疾病可能会影响正常的口腔诊疗：

1. 内分泌系统 关节炎、糖尿病、甲状腺疾病等。

2. 呼吸系统　哮喘、肺结核、呼吸困难等。

3. 心血管系统　心脏病、风湿热、心脏杂音、心瓣膜疾病、期前收缩、高血压、胸痛、踝关节肿胀等。

4. 血液系统　异常出血、贫血、大量输血等。

5. 胃肠/泌尿生殖器系统　黄疸、肝炎、肝脏疾病、感染HIV/AIDS病毒、性传播疾病、肾脏疾病等。

6. 中枢神经系统　癫痫、昏迷、神经精神性疾病等。

7. 询问患者目前正在服用什么治疗药物（处方或非处方）及其依赖性。

8. 询问患者是否对某种药物或者其他物质（食物、花粉、蚊虫叮咬等）存在过敏史。

（二）口腔病史

询问患者的口腔患病史，是否现在或曾经得过（或治疗过）颞下颌关节病、磨牙症、牙髓炎、牙龈出血、溃疡等疾病，如有过上述疾病的治疗史，则治疗的具体情况都要记录清楚。

（三）影像学检查

放射影像学在口腔科的诊断和治疗中必不可少，其中所获得的许多信息是其他方法得不到的，牙科放射诊断学对于发现病理性和非病理性异常以及确认正常健康状况有重要参考价值（具体参见第四章第三节）。

（四）临床检查与口腔健康分析

每个临床检查都应该从总体评价开始，从介绍和见面之初，医师就应该对患者的健康状况和外观有一个大概了解。特殊情况包括面部和颈部的对称性，如肿大的腺体、淋巴结、血管或骨骼缺损导致的不对称。观察皮肤的颜色，记录每一块灰白、青紫、红色或黄色斑块。记录任何明显的发育缺陷、器官缺损、色素沉着、肥胖或消瘦。当患者进入诊室时，记录是否有异常的姿势、步态或者呼吸短促。最后，应该注意到患者的情绪，是否有焦虑或淡漠的迹象。然后是对患者口腔的临床检查，包括口腔卫生状况检查、软组织检查、牙体检查、牙周组织检查、口颌组织功能检查等（具体参见第四章第二节）。

通过整理收集到的信息，对患者患病情况有了大体评估和了解，按照病变的部位及特点对疾病进行分类，并对各类疾病所面临的问题进行一一总结，将分类的疾病和所需要解决的或可能出现的问题归纳，对患者的口腔疾病作出诊断并分析。

二、患者主观情况分析及医患交流

患者对自己口腔状况的认识、对口腔治疗的期望、对牙科治疗的依从性以及患者的经济状况等均对治疗计划有着至关重要的影响。因此，在整体诊疗计划制订过程中，充分利用辅助成像工具（如口腔内镜等）让患者了解自己的口腔内状况和检查的结果，可以收到很好的沟通效果；全口曲面体层片及全牙列研究模型也都能够进一步直观地让患者了解自己的口腔疾病情况。另外，了解患者对于预后的期望程度对整体诊疗计划的成功制订与实施非常必要，对于患者过高的期望值应当给予适当调整，使患者正确理解治疗效果，从而使医患之间的认识达成一致。在整体诊疗计划最后确定之前，医师还应该充分了解患者对于口腔治疗的依从性，如果没有很好的依从性，治疗就难以按照计划实施，当然治疗效果也难以保证。对于不同依从性的患者，诊疗方案、维护方案乃至复诊周期都应做针对性的调整。

复杂的口腔疾病治疗往往费用较贵，需要根据患者的经济状况和需求来制订诊疗计划，同时征得患者的同意。通过患者本人或者其监护人、直系亲属签署知情同意书让其对治疗的目的和治疗的内容以及治疗过程中可能出现的意外及并发症知情同意（详见附录知情同意书），从而避免因口腔问题多、费用高、治疗周期长、治疗效果的问题等产生医患纠纷。

在同患者的交流中要本着诚信、尊重、同情、耐心的原则，注意多倾听，以患者为中心，在可能的条件下，为患者创造最舒适愉悦又最具人性化的治疗环境和条件。在患者诉说身体症状和内心痛苦时，千万不要唐突地打断其讲话，尊重患者的正当权利和意见，不轻易否定患者的意见，不要将自己的观点和想法强加给患者，以取得患者的信任。要充分掌握患者的口腔疾病、治疗情况和检查结果，掌握患者的经济状况、受教育程度和社会心理状况，留意患者的情绪状态及对沟通的感受，留意患者对病情的认知程度和对交流的期望值，学会控制自身的情绪反应。避免使用易刺激患者情绪的词语和语气，避免过多使用患者不易听懂的专业词汇，避免刻意改变患者的观点和压抑患者的情绪。通过集体沟通、书面沟通和实物对照沟通，让患者了解自己的口腔疾病和加强患者对医师的信任。

三、确 立 诊 断

口腔临床诊断是指口腔医师在通过对患者口腔组织的健康状态以及临床异常变化进行分析对比的基础上，用准确的医学专业术语来描述、界定和记录这种健康状态和临床异常变化的种类和性质。目前，许多牙病患者都存在着互相关联的复杂问题，而单一的诊断则不大可能给出正确的治疗方案。

1. 分类诊断　分类诊断是在获得一系列信息（如症状和体征）后，医师将信息分类成与诊断相关的资料，从而列出与这些资料一致的最有可能的疾病。根据分类清单提出有关的问题，确定一些可能的诊断，排除其他的诊断，再进一步检查来缩小诊断范围，直到剩余一个诊断或一系列诊断。此时再进行检查来确定诊断并在一系列诊断中进行鉴别，得出明确的诊断。

2. 最后诊断　采用上述分类诊断方法，将得到明确的或最后的诊断，进而为患者提供适合的治疗。如果病情没有缓解，可能需要重新返回到分类诊断再次尝试。

3. 多因素（问题清单）诊断　口腔医师经常遇到的情况是：患者身体一般状况良好，主要是寻求预防性和长期的保健治疗并且没有明确的、紧急的主诉，这样患者可能在全面检查的过程中暴露出多个牙齿或口腔的问题，尽管患者没有主观症状，但是通过将问题列出清单后作出诊断，然后给予相应的治疗。这种诊断的目的在于列出问题，同时医师为患者提供最大程度的维护和治疗，实现自然牙列的长期保持。

4. 患者导向诊断　患者导向诊断是以患者的主诉为起点，经过详细的检查和有效的医患交流后，同时充分考虑患者的口腔健康期望，对患者作出真正适合的正确的诊断，同时根据作出的诊断进行治疗，这样的诊断及治疗能够体现出人性化和整体化。

四、制订治疗计划

明确患者的诊断后，从患者的角度出发，并根据患者的要求，制订出相应的诊疗计划，同时要遵从"简单为宜、患者自愿、目的明确、兼顾全身"的治疗原则。

（一）局部治疗计划

根据对患者主诉牙的诊断制订局部治疗计划，包括患牙的牙体牙髓、牙周、修复的治疗，并告知患者复查的时间。另外，局部治疗不能影响口腔内其他疾病的近远期治疗。

（二）整体治疗计划

根据患者的咬合习惯、龋病易感性、牙周病易感性、口腔保健、饮食习惯和全身健康状况作出评价并提出预防和控制疾病复发或发展的方法。

下面就是一例以上述规范化整体诊疗计划的结构顺序和内容为模式，根据患者的临床诊断和评估结果制订的一份牙科整体诊疗计划（病例由王博医师提供）。

患者，女，59岁。

1. **主诉** 上前牙疼痛一年，要求治疗。

2. **治疗目标** 消除疼痛，修复缺牙，改善咬合与美观。

3. **现病史** 患者一年前在外院进行了上前牙联冠修复，治疗后一直疼痛不适，现来第四军医大学口腔医院就诊，要求重新治疗。

4. **既往史** 曾患病毒性心肌炎，现偶有胸闷感觉，否认高血压、糖尿病等其他全身系统性疾病；否认药物过敏史。

5. **临床检查**

（1）全身身体状态：良好。血压：120/75mmHg；心率：72次/分；呼吸：16次/分；体温：36.6℃。

（2）口颌系统检查（图5-2-1）：

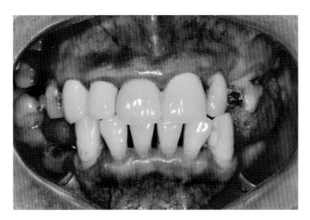

图5-2-1 患者初诊时的口腔内情况

1）颌面部结构、形态、功能均未见明显异常。

2）口腔软组织颜色、形态、质地均未见明显异常。

3）咬合关系：稳定。

4）牙齿及牙周情况：

①11、21牙，12、13牙为金属烤瓷联冠，冠边缘不密合，唇侧冠边缘悬突明显，冷刺激（－），热刺激（±），叩（±），松动（－）。

②14、24牙牙冠有部分银汞合金补料，边缘不密合，冷刺激（－），探（－），叩（－），松动（－）。

③17牙牙冠大面积白色补料脱落，剩余补料边缘发黑、不密合，远中龋坏达龈下约0.5mm，冷刺激（－），探（－），叩（－），松动（－）。

④22牙近中邻面颈部龋坏，内有少量软龋，冷刺激（＋），探（＋），叩（－），松动（－）。

⑤33牙近中邻面可见树脂补料，边缘发黑，冷刺激（－），探（－），叩（－），松动（－）。

⑥45牙残根，断面上有大量软龋，断面位于牙龈下约1mm，冷刺激（－），探（－），叩（＋），松动（＋）。

⑦47殆面见银汞合金补料，边缘良好，颜色正常，冷刺激（－），探（－），叩（－），松动（－）。

⑧15、16、23、25~27、34~37、44、46牙缺失，牙槽嵴饱满度一般，缺牙区殆龈距离尚可。

⑨剩余牙牙龈有不同程度退缩，牙结石（＋），探针出血，未见明显牙周袋。

（3）影像学检查（图5-2-2）：

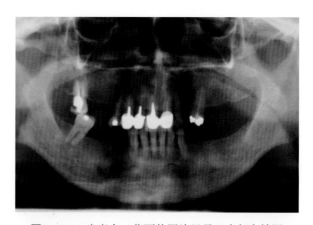

图5-2-2 患者全口曲面体层片显示口内复杂情况

1）11~14、17、21、24牙均已行根管治疗，根充材料锥度不佳，密合性较差，均欠填，根尖区未见明显阴影。

2）11~13牙为桩核冠修复，金属桩位于根管内，牙根未见明显根折线。

3）14、17、24牙牙冠均有白色补料，边缘密度降低。

4）22牙龋坏阴影未达髓腔，根尖区未见明显异常。

5）33牙近中补料边缘密度降低，阴影接近髓腔，根尖区未见明显异常。

6）45牙残根，根短，根尖区大面积阴影，边界不清楚。

7）47牙牙冠白色补料未达髓腔，边缘未见异常，根尖区未见明显异常。

8）剩余牙牙槽骨有不同程度的吸收。

6. 临床诊断

（1）慢性牙周炎。

（2）11、12、13、21牙不良修复体。

（3）11、12、13、21牙残髓炎。

（4）14、17、24牙继发龋、牙体缺损、根管治疗失败。

（5）22牙龋齿。

（6）33牙继发龋。

（7）45牙残根。

（8）15、16、23、25~27、34~37、44、46牙缺失。

规范化整体治疗计划（图5-2-3~5-2-9）

治疗步骤	治疗项目及内容	治疗周期
第一部分		
1	心内科会诊胸闷症状，预防性用药	
2	拆除11、12、13、21牙不良修复体，临时冠修复后进行牙周基础治疗，口腔卫生宣教	1~3个月
第二部分		
1	45牙拔除术	3个月后修复缺失牙
2	22、33牙充填术	
3	11、12、13、14、17、21、24牙行根管再治疗，纤维桩核修复	1~2周
第三部分		
（套餐Ⅰ）		
1	11、12、13、14牙联冠修复；17、21、24牙冠修复	1周
2	15、16、23、25~27、34~37、44~46牙种植义齿修复	3~6个月
（套餐Ⅱ）		
1	11、12、13、14牙联冠修复；17牙冠修复；21、22、23（缺失）、24牙固定桥修复	1周
2	15、16、25~27、34~37、44~46牙种植义齿修复	3~6个月
（套餐Ⅲ）		
1	11、12、13、14牙联冠修复；17牙冠修复；21、22、24牙固定桥修复	1周
2	15、16、25~27、34~37、44~46牙可摘局部义齿修复	1~3周
第四部分	完成上述治疗后开始实施	
1	每6个月进行一次口腔检查及复诊	
2	每6个月进行一次全口洁牙	

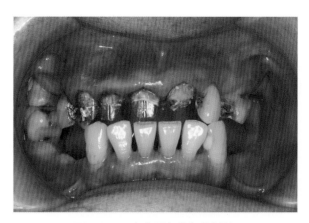

图5-2-3 患者不良修复体拆除

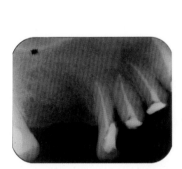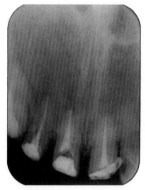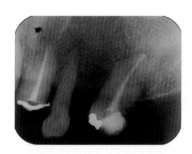

图5-2-4 根管治疗术及根管再治术后X线照片

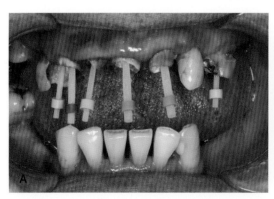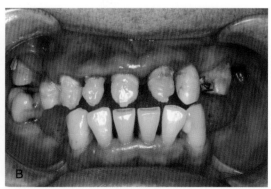

图5-2-5 纤维桩、树脂核初步恢复患牙咬合高度

（三）治疗周期

完整的序列性治疗分为准备性治疗、补偿性治疗、维护性治疗这几个阶段。

1. 准备性治疗　主要是为建立有益口腔环境健康的一些治疗，是弹性的，而且以效率为基础，例如：

（1）预防性咨询和指导菌斑控制。

（2）分析并咨询饮食。

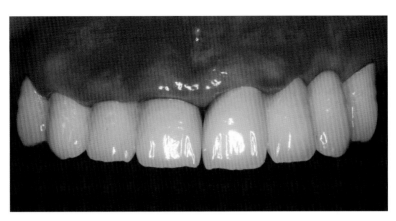

图5-2-6 上颌固定冠桥恢复前牙美观

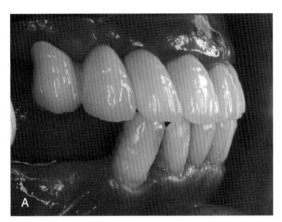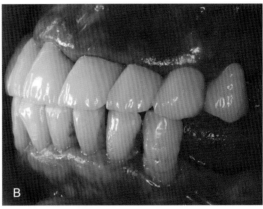

图5-2-7 上颌固定冠桥修复恢复前牙咬合关系

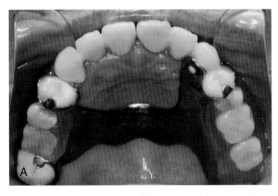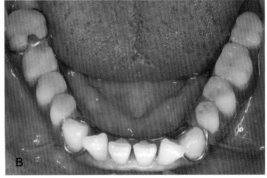

图5-2-8 上下颌可摘局部义齿修复恢复后牙咬合关系

（3）局部和全身用氟治疗。

（4）牙周治疗：包括洁治、刮治、根面平整、消除牙周袋的最终手术或修复牙周组织附着。

（5）口腔手术：包括拔牙、囊肿摘除、异物摘除、系带切除或便于后期治疗的软组织塑形，整合手术联同纠正错𬌗畸形。

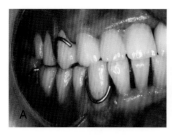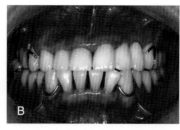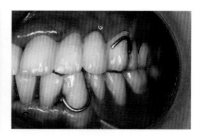

图5-2-9 修复完成后正侧面咬合关系

（6）根管治疗。

（7）龋病控制：通过拔牙或用银汞合金或复合树脂暂时或永久性充填，用铸造材料修复一般要等到所有基础治疗完成后。

（8）咬合成型：包括正畸治疗—少量移动牙齿或代偿性治疗。

（9）调𬌗使其与颞下颌关节相适应，缓解症状或便于后期治疗。

（10）恢复垂直距离以解除症状及便于后期治疗。

2. 补偿性治疗　是指恢复形态、功能和美观的治疗。此类治疗的顺序虽有弹性，但通常是很关键的。因为在许多复杂的修复治疗中，每个步骤都必须与其下一阶段恰当结合，例如下颌牙铸造桩核也许不能按照常规牙体形态来制作，还要与另一颗牙呈平行关系，为冠内部分附着体义齿留出空间并同时考虑其与对𬌗牙的关系，例如：

（1）即刻修复：包括铸造修复、桩核修复、一次性充填修复，尤其是不准备远期修复的情况。

（2）固定修复和单冠修复。

（3）可摘义齿修复：包括局部义齿和全口义齿。

（4）颌面赝复体：包括口内阻塞器和颜面部器官赝复体。

3. 维护治疗　是指有效维持健康的口腔环境及远期修复效果。此阶段的治疗，时间是最重要的，一旦形成健康环境，就要开始维护。有些特殊情况可能需要在补偿性治疗完成前就开始维护，而且还有可能在开始前。对于简单的病例，可能短期内就能完成治疗，但复杂的病例可能需要几周、几个月甚至几年，所以维护治疗计划尤其重要。

尽管此阶段治疗的频率和时间很重要，但维护方案的实际内容应根据个人需要而定，例如：

（1）牙周、修复及赝复治疗后对个人维护效果的评价。

（2）定期复查并加强个人维护。

（3）定期检查并拍片监测充填体和修复体，并探查初期病变。

（4）定期洁牙、刮治。

（5）氟化物治疗。

（6）对充填体和修复体进行修形、调整、修复以及更换。

任何情况下，口腔医师都有责任向患者提供所有可行的治疗方案，尤其是医师认为远期疗效最好的方案。当口腔医师根据不同患者的需求设计方案时，必须给出该治疗的可选性，同时要使患者清楚该治疗的可行性，即使患者选择的方案不是最佳的，但可能对患者来说却是一种理想的计划，因为它能在某种程度上满足医患双方的需要，达到治疗目的。

保持同患者的联系，追踪并记录治疗效果（图5-2-10）。

患者姓名		联系电话	
医生姓名		初诊时间	
回访内容：			
您是否了解您的病情及治疗方案？		是	否
您是否认真阅读过知情同意书并签字？		是	否
医生是否告知注意事项？		是	否
您对医护人员的服务态度是否满意？		是	否
您对本次治疗有无意见？		是	否
您就诊后是否出现患牙疼痛？		是	否
您就诊后是否出现封药或充填体脱落？		是	否
您就诊后是否出现暂时修复体折断或脱落？		是	否
您就诊后是否出现牙龈肿痛？		是	否
您就诊后是否出现食物嵌塞？		是	否
您就诊后是否出现出血？		是	否
反馈意见：			
随访者：		随访时间：	

图5-2-10 患者随访，确定治疗效果

（张旻 王博）

牙科临床规范化操作图谱（第2版）

ATLAS OF STANDARDIZED OPERATION IN DENTAL CLINIC

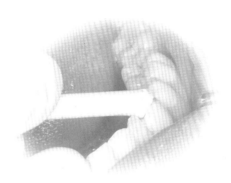

第六章

规范化牙科记录

第一节 门 诊 病 历

病历是记录患者就医过程的客观医疗文书，不仅是诊断和治疗的依据，而且是科学研究和教学工作的资料。病历书写是诊疗工作的全面记录和总结，是医学科学研究的原始资料，因此具有很强的科学性。同时也具有很强的法律性，是解决医疗纠纷，进行医疗事故技术鉴定，判断医务人员和医疗活动与患者损害后果之间因果关系的重要依据。随着"举证责任倒置"原则的实施，病历在一定程度上是医疗机构重要的举证材料之一。因此，规范化书写病历，就成了防范医疗纠纷，保护医疗机构及其医务人员合法权益的重要手段。临床医师必须以负责的精神，严肃认真和实事求是的科学态度，认真地做好病历书写。

一、规范化病历的书写要求

写好规范化的病历必须做到以下五点：

1. 时效性 病历书写在规定时限内完成至关重要，如果能即时完成更好。

2. 真实性 医务人员通过问诊、查体及辅助检查等手段，得到的所有检查结果都要如实记录下来，具体操作及手术步骤，也须翔实按章记载，不能画蛇添足，亦不能凭空想象。

3. 完整性 病历书写是对医务人员综合能力的检验，不仅要求语言流畅，逻辑性强，还要求内容项目齐全而完整，切忌丢三落四。

4. 体现医师履行的告知义务 《医疗事故处理条例》第11条规定："医疗机构及医务人员应当将患者的病情、医疗措施、医疗风险等如实告知患者，及时解答咨询，但应避免不利后果。"所以，医务人员要履行告知义务，让患者明白自己的病情，知道需做的检查项目，知晓可能出现的医疗风险和影响疾病转归的因素，要将告知的内容真实地记录在病历上，并由患者或家属签字。告知时，医务人员应避免使用含糊不清或不负责任的语言，更不能冷嘲热讽。

5. 保护患者的隐私权 每个医务人员都有机会接触到患者的隐私，如冶游史、生理缺陷、有损害患者名誉的疾病等。对此，医务人员应保守其秘密，按照规定恰如其分地记录下来。如果需要将某些病历资料用于研究、教学时，亦应征得患者或家属的同意，同时要遮盖患者的眼睛，使之不能被辨认出来，充分保护好患者的人格权益。

二、口腔门诊病历书写要点

口腔门诊病历书写要求客观反映情况，一律使用术语表达。字迹要清晰，禁止涂改、伪造。病历书写的内容包括：

（一）一般资料

包括姓名、性别、年龄、民族、职业、出生地、通讯地址及电话号码等。

（二）病史

1. 主诉　用患者语言，简明扼要地描述出患者就诊的主要原因，包括症状、部位和患病时间。例如：左下后牙冷热刺激痛5天。

2. 现病史　按时间顺序记录本次患病病史，疾病的发生、发展、做过何种治疗及目前情况。

3. 既往史　患者与现有口腔疾病的诊断和治疗有关的既往疾病史和治疗史，有无饮食、药物及其他过敏史，有无全身疾患及家庭或遗传性疾患均应记录。

（三）口腔检查记录

应以主诉和现在病情为重点，全面检查，注意常见多发病，例如：龋病、牙周病。一般检查程序是先整体后局部，先颌面部后口腔，先牙体后牙周，按此顺序，避免遗漏。口腔及颌面部情况，应分述：

1. 牙齿

（1）牙位记录：以十字形线条将上下左右四区的牙齿，依照牙位排列顺序，自前至后，用数字代表，分别记载于各区内。恒牙用阿拉伯数字代表，乳牙用罗马数字代表。参见本节附件。

（2）形态、数目、色泽及位置：注意牙齿形态、大小，有无畸形，有无缺牙及多生牙；色泽是否正常；有无拥挤、稀疏、错位、倾斜、阻生等情况。

（3）松动度。

（4）牙体缺损及病变：记录病变名称、牙位、范围及程度等，必要时进行温度、牙髓活力或局部麻醉试验，以查明病变部位及性质。

（5）修复情况：有无充填物、人造冠、固定桥及托牙等，注意其密合度，有无继发性病变。

（6）咬合关系：记录正常、反、锁（跨）、超、深覆、对刃、开𬌗及低间隙等。

（7）缺牙情况：缺牙数目、位置，拔牙创口愈合情况。

2. 牙龈

（1）形态、色泽及坚韧度：注意有无炎症、溃烂、肿胀、坏死、增生、萎缩、瘘管，色泽是否正常，是否易出血。

（2）盲袋情况：盲袋分为龈袋及牙周袋（骨上袋、骨下袋）两种，记录其部位及范围，并测量其深度，以毫米计算，盲袋内有无分泌物。

（3）牙石：分为龈上及龈下两类，注意其部位及程度，龈上牙石可分为少量（+）、中等量（++）、大量（+++）（牙石多或面亦附有者）。

3. 唇及黏膜　注意有无色泽、形态异常，有无疱疹、皲裂、脱屑、角化、充血、出血、溃疡、糜烂、结痂、硬结、畸形等，记录其部位、大小及范围。

4. 舌　注意舌体大小、颜色，有无硬结、溃疡、肿块、印迹，是否松软、肿胀，有无舌苔及其颜色、厚薄，舌背有无裂纹、角化，乳头有无异常，舌的运动及感觉功能有无障碍，舌系带是否过短。

5. 腭　注意有无瘘管、充血、角化、糜烂、溃疡、肿块、畸形等，软腭运动有无障碍。

6. 唾液腺及其导管　有无肿胀、压痛、阻塞、充血、溢脓、外瘘等。

7. 淋巴结　注意耳前、耳后、颊、颏下、下颌下及颈部各组淋巴结的数目、大小、硬度、活动度、压痛等。

8. 面部　观察表情，外形是否对称，有无畸形、缺损、肿胀、瘢痕、瘘管、颜色改变，查明痛区及麻木区（可拍照片或绘简图说明）。

9. 颌骨　分别检查上、下颌骨的外形，两侧是否对称，有无畸形、肿大、压痛、缺损及不连接等，注意咬合及开口情况。

10. 颞下颌关节　注意形态及运动情况，有无压痛、弹响，并以两侧作对比。张口受限时，其程度以张口时上下切牙切缘相距的厘米数表明。

（四）诊断

根据主诉、现病史及检查结果，通过综合分析，作出诊断。如果患多种疾病，诊断应包括所有疾病。先写首要疾病，再写次要疾病，首先应把主诉的诊断写在最前，次要的疾病写在后。本科疾病在前，他科疾病在后。如第一次不能作出诊断，可写为初诊，写在病历的右下方，并根据病情再进行必要的检查、会诊或观察，明确诊断后，补入诊断栏内。诊断要用统一的疾病名称，便于病历资料的索引。

（五）治疗计划

全面检查后，应按患者口腔疾病的轻重缓急，设计治疗方案。治疗方案并不是一成不变的，应根据患者病情发展变化，及时调整，加以修改和补充。

（六）治疗记录

牙体疾病应写明患牙牙位及龋洞、缺损或露髓的部位，主诉牙处理中的关键步骤及其所见，如龋洞去腐后的情况，达牙本质层的深度，有无露髓，敏感程度，所用充填材料和所做的治疗。

牙髓疾病应记录开髓时的情况，是否麻醉，有无出血，出血量及颜色，拔髓时牙髓的外观，根管数目及通畅程度。

根管治疗时还应记录各根管预备情况（第一只锉及最后一支锉的型号）以及工作长度（以毫米为单位），所封药物及根充材料以及充填后X线片的表现。

复诊病历应记录上次治疗后至复诊时的症状变化和治疗反应，本次治疗前检查情况，进一步治疗的内容以及下次就诊计划。

（七）签名

病历书写完毕，医师应签全名，实习或进修医师还应请指导教师签名。

三、病历书写举例

初诊病历

姓名：张×；年龄：20岁；性别：男；民族：汉；出生地：咸阳；职业：学生

日期：　　年　　月　　日

主诉：右上后牙剧痛2天。

现病史：近6个月来，右上后牙常有轻度隐痛，每次发作数分钟可缓解，平时遇冷、热及食物嵌塞时均疼痛加重，昨日进食后突然阵发性剧痛，持续30分钟~1小时，间隔数小时又发作，昨夜间持续剧烈痛且放散至耳颞部，难以入眠，口服止痛片，无效。

既往史：左侧上颌近三年常有食物嵌塞。曾有青霉素过敏史。

检查：16牙远中邻面及殆面深龋，远中边缘嵴破坏，已穿髓，探诊有剧痛，有轻度叩痛，冷（++），牙髓电活力测试敏感。牙周情况未见异常，牙齿不松动。X线片显示16龋坏深达髓腔，近中颊根根尖区牙周膜腔增宽。

诊断：16牙慢性牙髓炎急性发作。

建议：16牙去髓术。

处理：16牙局部碧蓝麻浸润麻醉，去除龋坏组织，揭髓室顶，拔除牙髓，Protaper锉预备根管，近中颊根至F2 18mm，近中颊第二根管F1 18mm远中颊根至F2 18.5mm，腭根至F3 21mm，3%过氧化氢溶液、0.9%生理盐水交替冲洗根管，EMS超声荡洗根管，纸捻干燥根管，髓室内放置FC棉球，氧化锌丁香油水门汀暂封。医嘱勿用患牙咬硬物，不适随诊。

签名：×××

复诊病历

日期：　　年　　月　　日

主诉：16牙治疗后无明显疼痛。

检查：16牙暂封完好，叩痛（–）。

处理：16牙去除暂封物，AH-plus加大锥度牙胶尖充填根管，拍X线片显示四根管均恰填，FUJIIX玻璃离子水门汀垫基底，3M P60后牙树脂充填，调殆，抛光。医嘱勿用患牙咬硬物，冠保护16牙。

签名：×××

四、口腔门诊电子病历系统

电子病历按照病历书写规范设计，结构化描述各类病历，实现病历内容的格式化和数据化，规范日常诊疗数据，实现完整、统一和标准的数据管理，并集成了数据、文本、图形、影像等，同时由于其具有永久性、适时性、连续性，医师可随时调用患者的历史病历和检查结果，对病情的发展、观察、诊治都具有重要的意义。并且通过电子病历系统进行统计分析，有利于临床科研教学。在此以第四军医大学口腔医院正在使用的电子病历系统为例进行介绍（图6-1-1~6-1-4）。

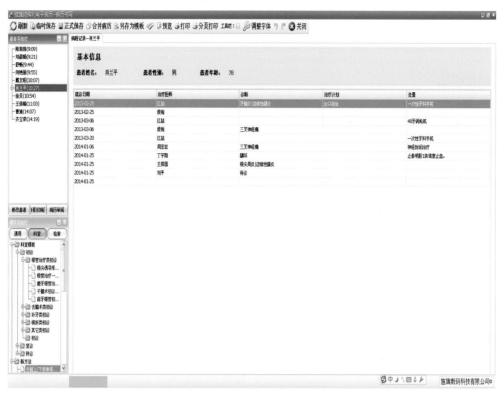

图 6-1-1 进入电子病历首页，显示患者的一般信息

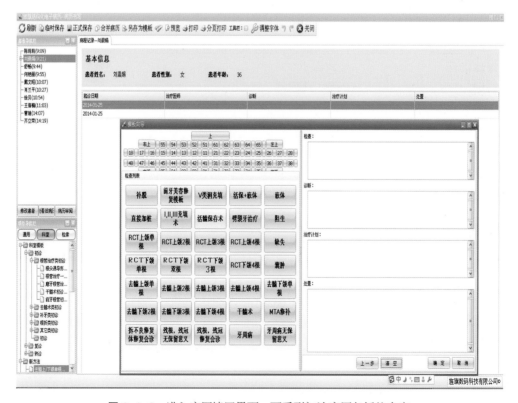

图 6-1-2 进入病历填写界面，可看到初诊病历包括的内容

第四军医大口腔医院电子病历

卡号：20080750　姓名：刘晨娟　性别：女　年龄：36岁　电话：

主诉
　　牙列部位区咬合痛日期。

病史
　　患者牙列部位日期前开始出现咬合疼痛，患者否认有心血管疾病、否认有高血压病史；否认有糖尿病等系统性疾病；否认有肝炎，艾滋等传染性疾病；否认有(如青霉素类、头孢等)药物过敏史。

检查
　　26近中邻合面明显龋坏，龋洞较深，已穿髓，冷（+），探（+），叩（-）；不松，唇侧牙槽黏膜处未见窦道；
　　全口卫生一般，牙石（+），色素（+），牙龈暗红；余明未见显异常。

医学检验
　　颌外牙位图X线片示近中邻合面牙体组织密度减低影，根尖周组织可见低密度影像。

诊断
　　26牙慢性根尖周炎
　　边缘性龈炎？

科室:牙体牙髓病科　椅位：会诊室2　医生签名：＿＿＿＿＿　　　　日期：2014-01-25
1/2

第四军医大口腔医院电子病历

卡号：20080750　姓名：刘晨娟　性别：女　年龄：36岁　电话：

治疗计划
　　26牙根管治疗（三根）+橡皮障(2个)+热熔牙胶+纳米树脂充填+基础包(2个)
　　请牙周科会诊（全口洁治）

处置
　　患者知情同意后，26牙清洁牙面，牙髓活力检查，口洁素漱口，一次性吸引器吸引隔湿，上橡皮障，涡轮机去龋，开髓，揭髓顶,髓腔预备，探查根管口，3根管牙；10#、15#K锉疏通根管，使用根管测长仪测定长度，其中近颊根19mm,远颊根19mm,腭根21mm；髓腔和根管内置放根管润滑剂，机用Ni-Ti器械M2清扩根管至F2，使用一次性冲洗器，双氧水+生理盐水交替冲洗根管，使用酸性水超声充分荡洗根管，干燥后髓腔内置氢氧化钙暂封。预约复诊，进行根管充填。

医嘱
　　口服抗生素，多加休息，禁咬过硬食物。在R.C.T治疗过程中可能出现底穿、侧穿、台阶、根管不通、器械分离及根管治疗失败等情况，已向患者说明并经患者同意后进行根管治疗。（患者签字：　　　　）。

科室:牙体牙髓病科　椅位：会诊室2　医生签名：＿＿＿＿＿　　　　日期：2014-01-25
2/2

图6-1-3　初诊病历完成后预览与打印页面

第四军医大口腔医院电子病历

卡号：20080750　姓名：刘晨娟　性别：女　年龄：36岁　电话：

主诉
　　患牙封药后无不适。

检查
　　36暂封料完好，冷(+)，叩(-)。

处置
　　口洁素漱口，上橡皮障，一次性吸引器吸引，36牙涡轮机去暂封，使用一次性冲洗器，双氧水和生理盐水交替冲洗根管，使用酸性水超声充分荡洗根管，干燥，试尖，拍RVG，确认主尖适合；使用AH-plus糊剂加大锥度牙胶进行根管充填，热熔牙胶垂直加压充填，RVG检查示根充效果良好，腭根预备钉道，使用paracore粘结#2进口纤维桩，牙齿比色（A3），3MZ350纳米树脂充填，光照固化，调和，抛光。转修复科全冠修复。

医嘱
　　冠保护，禁咬过硬食物，如有不适随诊。

科室:牙体牙髓病科　椅位：会诊室2　医生签名：_____　日期：2014-01-25

图 6-1-4 复诊病历完成后预览与打印页面

第二节　口　腔　摄　影

　　口腔临床摄影是口腔医师临床记录的一项重要内容，是医师对其诊治过程最有效的记录方式。一份完善的临床治疗摄影记录，在医患沟通、病例保存、病例会诊、病例交流、学术研讨等方面都具有无可替代的作用，是口腔医师展示其优秀的临床工作能力的重要途径之一。

一、口腔摄影的作用

　　口腔摄影具有如下三方面的作用：

　　1. 病历记录　病历作为医师的医疗记录，是对医师诊治过程的合理性、科学性进行评估的重要凭证，也是对日后进一步治疗的重要参考依据。随着多媒体技术突飞猛进的发展，影像记录已经成为医疗工作必不可少的资料。针对口腔专业的特点，影像记录已经成为医疗记录的最有效手段之一。通过影响资料的保留，可以留存患者术前、术后的信息，医患双方都可以非常直接地看到治疗前后的对比，可以增强患者对口腔治疗的认识，并以此与患者进行交流，讨论治疗方案，引导其对治疗方案作出合理的决定并对治疗效果作出正确的评价。

2. 资料交流　影像资料的合理保留是口腔医疗过程中非常重要的科学记录方法。无论是在讲课、学术交流，还是在文献著作的出版过程中，科学、准确的影像资料是最有说服力的证明材料，是医技人员展现其精湛技艺和独特创新重要媒介载体。

3. 法律依据　影像资料以其高度的说服力，可以为医师的每一步治疗留下确凿的证据，在避免医患纠纷、提供对医师的自我保护中发挥重要的作用。

二、口腔摄影的工具

（一）相机–闪光灯–镜头组合

选择合适的相机–闪光灯–镜头组合对于临床照片的优劣具有决定性的作用。这里我们介绍具有专业水准的临床记录用照相器材，常用的组合有佳能（Canon）系列与尼康（Nikon）系列：

1. 佳能　目前所有的单反相机对于口腔摄影已经足够，最低端的单反相机也已经能够满足口腔摄影的需要。镜头：100mm微距镜头（佳能专配）。闪光灯：环形闪光或双头闪光。

2. 尼康　相机选择与佳能一样，不做特殊要求。镜头：105mm微距镜头（尼康专配）。闪光灯：环形闪光或双头闪光。

（二）辅助工具

包括拉钩、反光板和背景板。

拉钩种类有很多，常用的能够满足大部分口腔摄影的拉钩为口角拉钩与侧方拉钩，口角拉钩根据大小分为成人型与儿童型。

反光板的制作材料有玻璃和金属两种，金属的比较常用，根据拍摄部位可以将合面反光板、颊侧反光板与舌腭侧反光板灵活运用。

常用背景板有黑背景以及灰背景。黑背景常用于拍摄上颌前牙，可以屏蔽红色组织背景，利于对切端透明度的观察；还用于拍摄表现修复体透明度的影像、紫外光下修复体的影像以及石膏模型影像；有时候黑色背景可利用在反光板上拍摄修复体的方式来获得，这种方法在全瓷修复体的拍摄中比较常用。灰背景：标准灰色背景板为18%灰度的背景板，可以最大程度降低个人肉眼对色彩判断的差异，适合在比色时使用。

三、口腔摄影的基本程序

1. 制订拍摄计划　根据病例所需要展现的内容确定拍摄步骤与拍摄细节，注意有些步骤是不可逆的，如果计划制订不周全将无法弥补。

2. 准备器材，注意使用前消毒。

3. 与患者沟通，知情同意。

4. 在助手协助（或患者协助）下进行拍摄。

拍摄时，要注意去除污物和杂质，如唾液、气泡、软垢等所有影响拍摄效果的杂质。

使用均质柔和的背景，运用适当的角度、视野进行构图。

四、常用口腔摄影的基本操作

针对不同的专业，口腔摄影有不同的要求。牙科摄影，重点体现对微小世界的观察、色彩的比对和美学效果的评价，总体而言，属于微距摄影的范畴。在牙科摄影的领域，每一名口腔医师都会有其独特的体会，但也有一些共同的认识。美国的美容牙医协会（AACD）制订了一个美学牙科摄影的基本标准，现已被国际广泛认可。下面就以此标准为例，介绍牙科摄影的一些基本方法和原则。具体到不同专业的不同特点，口腔医师可以根据这些基本原则加以灵活运用。口腔摄影的基本体位如下（图6-2-1）。

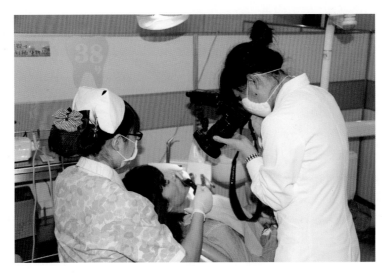

图6-2-1 口腔摄影的基本体位

美学牙科摄影的基本标准规范了12种标准的口腔摄影的基本方法（表6-2-1）。目前，大多数口腔摄影的专业书籍都以此为口腔摄影规则的基本依据。本文也根据该指南对相应的口腔摄影基本方法做一描述。

表6-2-1 AACD的12种标准照及相应参数

	ISO	光圈	快门	镜头
全景面部自然像	100~200	f/5.6	1/125~1/250	1：10（1：15）
正面微笑像	100~200	f/18~29	1/125~1/250	1：2（1：3）
右侧面微笑像	100~200	f/18~29	1/125~1/250	1：2（1：3）
左侧面微笑像	100~200	f/18~29	1/125~1/250	1：2（1：3）
全牙列非咬合正面像	100~200	f/18~29	1/125~1/250	1：2（1：3）
全牙列非咬合右侧面像	100~200	f/18~29	1/125~1/250	1：2（1：3）
全牙列非咬合左侧面像	100~200	f/18~29	1/125~1/250	1：2（1：3）

续表

	ISO	光圈	快门	镜头
上颌前牙正面像	100~200	f/29~32	1/125~1/250	1：1（1：1.5）
上颌前牙右侧面像	100~200	f/29~32	1/125~1/250	1：1（1：1.5）
上颌前牙左侧面像	100~200	f/29~32	1/125~1/250	1：1（1：1.5）
上颌牙列合平面像	100~200	f/18~29	1/125~1/250	1：2（1：3）
下颌牙列合平面像	100~200	f/18~29	1/125~1/250	1：2（1：3）

引自：Edward Lowe. Journal of Cosmetic Dentistry. 2010，26（1）

（一）全景面部自然像（图6-2-2）

反映牙齿和面部的对称性，面部上中下1/3比例关系，颅颌面关系。

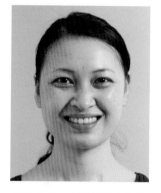

图6-2-2 全景面部自然像

1. 患者端坐，双侧瞳孔连线平行于地面，头发勿遮盖双耳，面部自然微笑。

2. 镜头长轴平行于地面，与鼻部等高，焦点为鼻部。

3. 取景 画面下缘位于锁骨上，上缘位于头顶上方。

4. 如有可能，使用柔光灯，以减少闪光灯造成的阴影，或让患者稍稍远离背景，借以减少阴影。

5. 竖式拍摄。

（二）正面微笑像（图6-2-3）

反映自然微笑状态时齿、龈和上下唇的关系，以及下唇曲线和上颌切缘曲线之间的关系。

1. 患者端坐，双唇放松，呈现自然状态下较大的微笑。

2. 镜头平行于地面，以中切牙为焦点。

3. 取景 上下唇（无颏部和鼻部）。

4. 构图 上牙切端连线为照片水平中线。

5. 水平式拍摄。

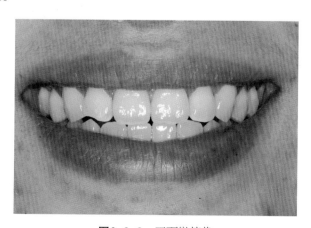

图6-2-3 正面微笑像

（三）左（右）侧面微笑像（图6-2-4、6-2-5）

反映微笑时暴露牙齿的数量和牙龈情况；前牙轴向倾斜度、外展隙和形态；上前牙与下唇之间的关系。

1. 患者端坐，双唇放松，呈现自然状态下较大的微笑。
2. 镜头45°角于矢状面，与口唇等高，焦点为侧切牙。
3. 取景　侧切牙为中心，展现拍照侧的上下唇和口角。
4. 构图　上牙切端连线位于水平中线，垂直中线经过侧切牙唇面。
5. 水平式拍摄。

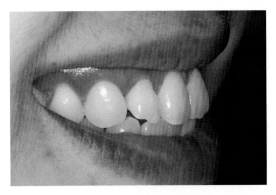 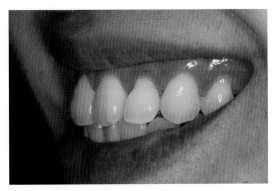

图6-2-4　右侧面微笑像　　　　　　　图6-2-5　左侧面微笑像

（四）全牙列非咬合正面像（图6-2-6）

展现全部牙列、牙龈和唇侧软组织和牙周情况，以及完整的下颌牙列切缘及牙尖。

1. 患者端坐或45°躺于椅位、上下牙列轻微分开。
2. 镜头与𬌗平面平行，垂直于下切牙唇面。对焦点为侧切牙区。
3. 取景　全牙列，软组织，但要尽量避免将嘴唇影像摄入照片。
4. 构图　上颌前牙切端连线为画面中线。
5. 水平式拍摄。

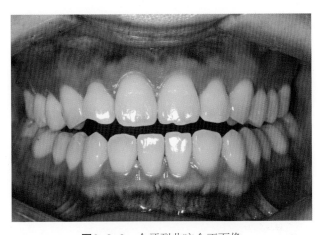

图6-2-6　全牙列非咬合正面像

（五）全牙列非咬合左（右）侧面像（图6-2-7、6-2-8）

用于评价下颌侧切牙、下尖牙以及下后牙的形态、切端、外展隙等解剖生理结构。

1. 体位　坐姿，上下牙列轻微分开。

2. 焦点为侧切牙。

3. 取景　以侧切牙为中心，包括整个上下牙列、软组织，但要尽量避免将嘴唇影像摄入照片。

4. 构图　上颌前牙切端连线为画面中线，垂直中线经过侧切牙唇面。

5. 水平式拍摄。

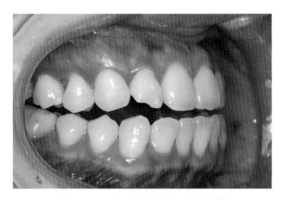
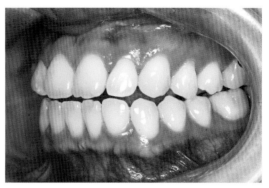

图6-2-7　全牙列非咬合右侧面像　　　　图6-2-8　全牙列非咬合左侧面像

（六）上颌前牙正面像（图6-2-9）

展现上中切牙的形态、颜色、透明度。

1. 坐姿或躺卧于椅位。

2. 镜头正对患者，焦点为中切牙。

3. 取景　4~6颗上前牙，无下颌牙。

4. 构图　水平中线平分中切牙牙冠。

5. 水平式拍摄。

6. 黑背景。

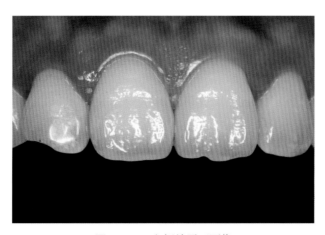

图6-2-9　上颌前牙正面像

（七）上颌前牙左（右）侧面像（图6-2-10、6-2-11）

展现侧切牙和尖牙的形态、颜色、透明度、远中切角、边缘嵴、外展隙以及牙龈状况。

1. 患者坐姿或躺卧于椅位。
2. 镜头与患者45°角，垂直于侧切牙唇面，焦点为侧切牙。
3. 取景　一侧前牙，无下颌牙。
4. 构图　侧切牙（或侧切牙与尖牙之间）位于中线，水平中线平分侧切牙牙冠。
5. 水平式拍摄。
6. 黑背景。

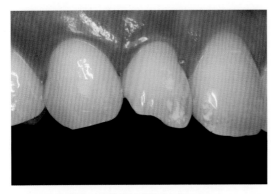

图6-2-10　上颌前牙右侧面像

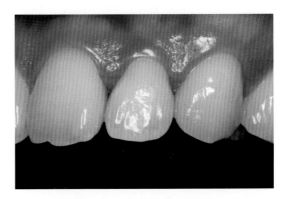

图6-2-11　上颌前牙左侧面像

（八）上颌牙列𬌗平面像（图6-2-12）

展现整个上颌𬌗面、牙弓形态状况。

1. 患者躺卧于椅位，放置2个拉钩，大张口，紧贴下牙列放置反光板，与上牙列成45°角，勿接触上牙列。
2. 镜头与反光板成45°角，焦点为前磨牙𬌗面。
3. 取景　全牙列。
4. 水平式拍摄。

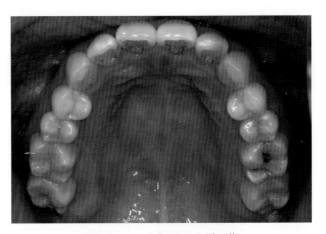

图6-2-12　上颌牙列𬌗平面像

（九）下颌牙列殆平面像（图6-2-13）

展现整个下颌殆面、牙弓形态状况。

1. 患者坐姿，头稍后仰，放置2个拉钩，大张口，紧贴上牙列放置反光板，与下牙列成45°角，勿接触下牙列，舌后缩。

2. 镜头与反光板成45°角，焦点为前磨牙殆面。

3. 取景　全牙列。

4. 水平式拍摄。

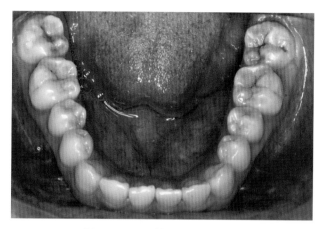

图6-2-13　下颌牙列殆平面像

（姜永　韩晟　朱庆林　孔辉）

牙科临床规范化操作图谱（第2版）

ATLAS OF STANDARDIZED OPERATION IN DENTAL CLINIC

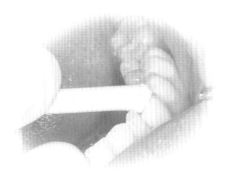

第七章

规范化操作

第一节　橡皮障隔离技术

橡皮障隔离法是19世纪S.C.Barnum发明的，最初用来隔离患牙放置金箔。在齿科治疗中可以使用橡皮障来将一颗或几颗牙齿与口中其他牙齿隔离开。从专业角度来讲，橡皮障隔离技术的应用能够创建一个无菌、干燥的齿科治疗环境，并为患者提供更安全、更舒适、更优质的齿科诊疗。随着齿科医疗技术的发展，它已经是每个齿科医师及助手必须要掌握的规范化操作技术之一。

一、优　　势

1. 减少再感染的发生。隔离治疗牙齿，避免治疗过程中来自唾液的污染。
2. 术野干燥、清洁、独立，牙医及助手能够更加清晰地观察到操作部位。
3. 避免交叉感染。保护患者、牙医及其助手，有效隔离来自血液和唾液飞溅引起的交叉感染。
4. 提高诊疗效率。更好地配合治疗过程中的冲洗，减少患者反复漱口的不便。
5. 患者感觉更加舒适。避免冲洗液对口腔黏膜的刺激，不会造成治疗过程中各种液体及残留物的吞咽，有效保护患者、防止伤害，减小患者的恐惧感。
6. 舒适、安全的诊疗环境，能够使牙医更轻松地投入工作。

二、适　应　证

橡皮障隔离技术在齿科临床操作中应用十分广泛，包括根管治疗、树脂粘接、固定修复、儿童的牙科治疗、牙齿漂白等齿科治疗项目。

三、橡皮障系统的组成

橡皮障系统一般由橡皮障、橡皮障夹、打孔器、橡皮障夹钳、橡皮障支架、楔线、牙线等组成。

1. 橡皮障　一种弹性好的软性橡皮布，耐湿、可拉伸。临床上按弹性、厚度、大小、制造商等分为多种规格，临床以13cm×13cm和15cm×15cm两种大小、中等厚度使用较为广泛，基本可以满足临床需求。
2. 橡皮障夹　将橡皮障固定于隔离患牙的功能，分为前牙、前磨牙、磨牙、龈下等几类，橡皮障夹分为三个部分，包括弓、翼、喙三部分（图7-1-1）。
3. 打孔器　分为单孔打孔器和多孔打孔器两种，单孔打孔器上只有一孔，固定型号；多孔打孔器可以根据牙齿大小选择不同大小的孔。多孔打孔器在临床的应用中较为方便（图7-1-2）。

4. 橡皮障夹钳　用于放置、调整、移动橡皮障夹。操作中将橡皮障夹钳尖端放置于橡皮障夹两侧孔内进行使用（图7-1-3）。

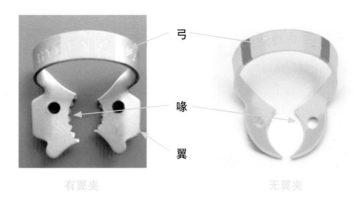

弓

喙

翼

有翼夹　　　　　　　　　　无翼夹

图7-1-1 橡皮障夹

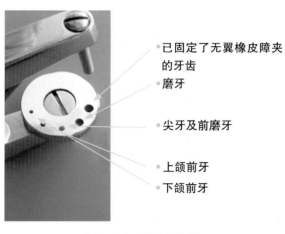

• 已固定了无翼橡皮障夹
  的牙齿
• 磨牙

• 尖牙及前磨牙

• 上颌前牙
• 下颌前牙

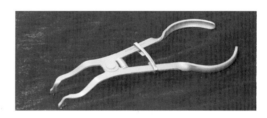

图7-1-2 多孔打孔器　　　　　　　　**图7-1-3** 橡皮障夹钳

5. 橡皮障支架　临床多见为金属和塑料支架两种，尽量选择金属支架，更有利于橡皮障布的固位，避免在使用中牵拉过度导致的橡皮障夹滑脱。金属支架放于患者面部外侧，不宜与患者皮肤接触（图7-1-4）。

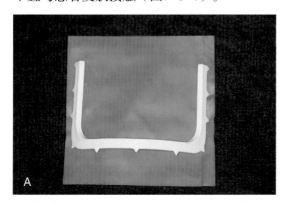

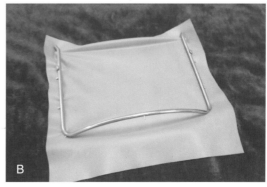

图7-1-4 橡皮障支架
A.塑料橡皮障支架　B.金属橡皮障支架

6. 楔线、牙线　牙线可以使橡皮障通过接触点，然后使用楔线进行固位。临床中也可使用楔子代替楔线固定橡皮障。在前牙区可用楔线代替橡皮障夹对橡皮障进行固定（图7-1-5）。

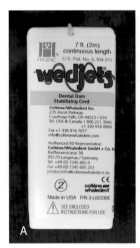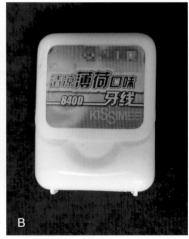

图7-1-5　楔线、牙线
A.楔线　B.牙线

四、橡皮障的安装

（一）评估

评估患者牙列情况及患牙，确定操作区域。使用牙线检查邻接关系，能够使橡皮障更好地就位；安装橡皮障前于口唇涂抹膏质润滑剂（如凡士林），可以有效减少患者口角不适、保护口唇黏膜。

（二）操作前准备

1. 患者准备　局部麻醉。小剂量的局部麻醉是必要的，优点在于能够使患者在治疗过程中没有痛苦，更加舒适。前牙美容修复时，需在安装橡皮障前进行比色。

2. 用物准备　橡皮障、打孔器、橡皮障夹、橡皮障夹钳、橡皮障支架、辅助的牙线、楔线、剪刀等用物（图7-1-6）。

（三）选择橡皮障夹

根据患牙情况，选择合适的橡皮障夹。前牙可仅使用楔线进行固位。根据制造商的规格和型号，对橡皮障夹进行辨别。可在安装前进行试戴。

（四）橡皮障安装操作流程

1. 单颗牙隔离

（1）标记、打孔：将橡皮障亚光面向上置于打孔板，确定打孔位置，对所需牙位进行标记。

使用打孔器在标记位置进行打孔，根据隔离牙大小选择合适的打孔器位置进行打孔，并将橡皮障拉过打孔针，这样可以避免圆孔边缘不光滑；打孔数目：前牙易脱落须4~6个孔；后牙单孔牙齿、Ⅰ类洞打1个孔；两颗或Ⅱ、Ⅲ类洞打2个孔；多牙则可同时打多孔。

（2）已打孔的橡皮障固定于橡皮障支架（图7-1-7）。

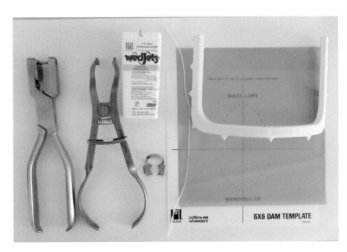

图7-1-6 橡皮障用物准备

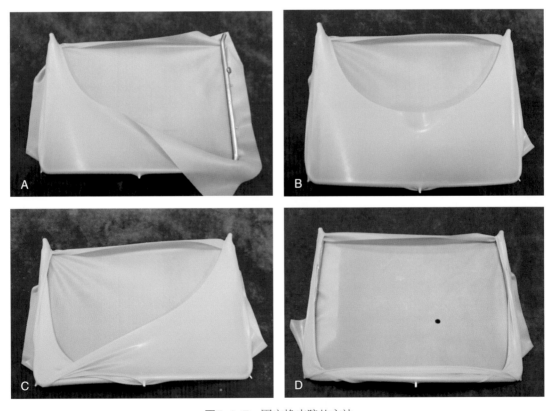

图7-1-7 固定橡皮障的方法
A.先将一侧橡皮障固定于支架　B.另一侧同样方式固定于支架　C.将橡皮障边缘拉至支架固定　D.完成

（3）将橡皮障夹两侧翼固定于橡皮障上。

（4）使用橡皮障夹钳将橡皮障就位于隔离牙齿颈部，且勿夹到软组织；橡皮障夹就位稳固后，移开橡皮障夹钳。橡皮障夹钳的持握方式分为上颌和下颌两种（图7-1-8）。

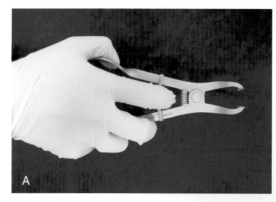
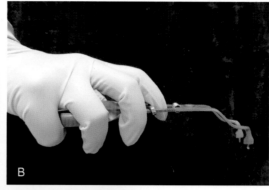
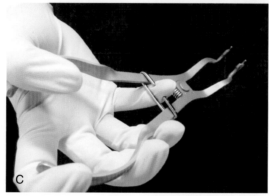

图7-1-8　橡皮障夹钳的持握方式
A.下颌橡皮障夹钳的握持俯视　B.下颌橡皮障夹钳握持侧面　C.上颌橡皮障夹钳的握持方法

（5）使用钝器将橡皮障两侧分别拨至橡皮障夹下，套入隔离牙颈部。

（6）使用牙线协助橡皮障在邻接面就位，完成操作（图7-1-9）。

临床中，残根、残冠等患牙为使操作更加高效，或使用无翼橡皮障夹也可遵循另外一种程序（图7-1-10）：①橡皮障固定于橡皮障支架；②将橡皮障夹固定于患牙颈部，弓部朝向患牙远中向下；③将已打孔的橡皮障套入橡皮障夹，使用钝器将橡皮障翻至橡皮障夹；④牙线协助橡皮障布在邻接面就位。

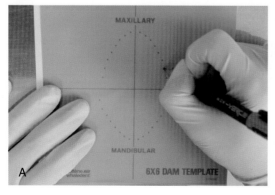
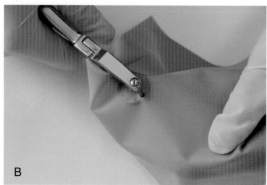

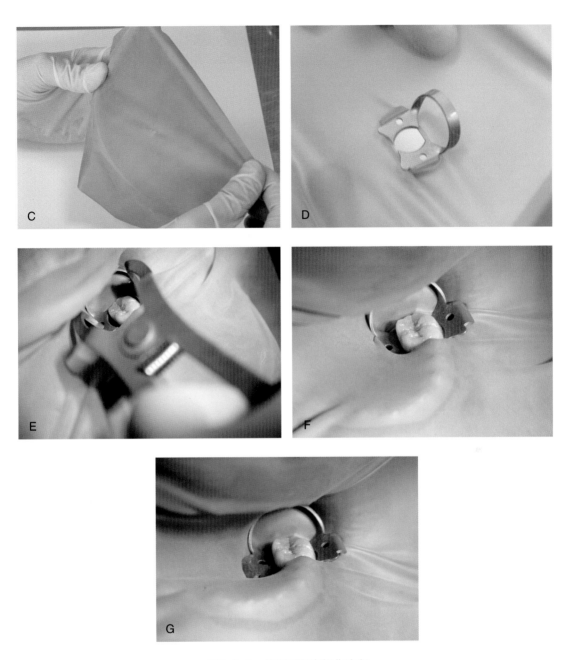

图7-1-9 单颗牙隔离操作流程

A.标记　B.打孔　C.固定橡皮障　D.橡皮障夹就位　E.橡皮障夹就位于隔离牙　F.橡皮障一侧先拨至翼下　G.完成单颗牙齿隔离

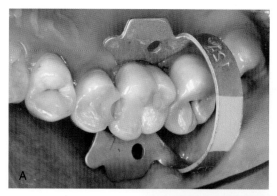
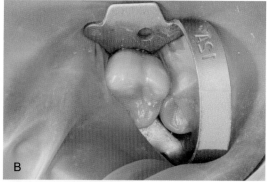
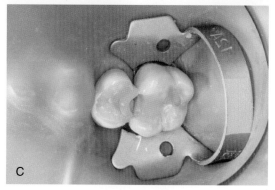

图7-1-10　单颗牙隔离操作流程（备选）
A.橡皮障夹固定于患牙　　B.橡皮障固位于橡皮障夹　　C.橡皮障就位

2. 多颗牙隔离　多牙隔离时，橡皮障固定于治疗牙或治疗牙远中的一颗牙齿，并延伸至中线。前牙可使用楔线代替橡皮障夹固定橡皮障（图7-1-11）。

（1）磨牙区多牙位时，选择适合远中患牙的橡皮障夹；前牙区涉及至前磨牙时，可选择适合前磨牙的橡皮障夹。

（2）采用单颗患牙隔离的方法将橡皮障夹固定于橡皮障上。

（3）将橡皮障夹固位于远中患牙上，橡皮障对应孔位套入其他隔离牙，然后使用牙

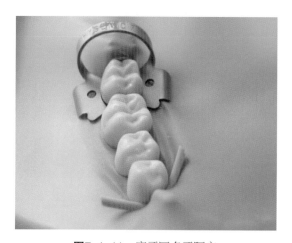

图7-1-11　磨牙区多牙隔离

线将橡皮障压入邻接区之间隔离患牙，近中使用楔线固定橡皮障，牙齿邻接关系过紧可用牙线替代。

（4）前牙区可将橡皮障套入患牙，使用楔线在邻接区固定橡皮障（图7-1-12）。

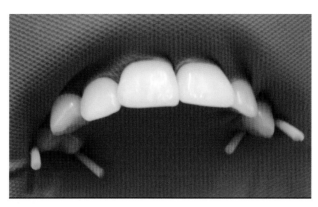

图7-1-12 前牙区多牙隔离

3. 劈障技术　劈障技术适用于残根等牙体组织严重缺损的患牙，所需隔离患牙中含有固定冠桥的牙齿，邻接区关系过紧导致橡皮障无法通过邻接区的患牙等。各类标准隔离方法失败的患牙均可试行劈障技术（图7-1-13）。

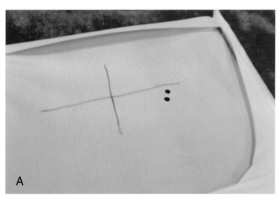
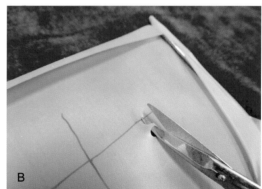

图7-1-13 劈障技术
A.根据劈障范围需要打孔　B.将孔之间连接的橡皮障剪开

（1）将两孔间橡皮障剪开，连接两孔或多孔。
（2）将橡皮障按标准方法固位。

五、拆除橡皮障

保护黏膜的前提下，首先拆除邻接区固定橡皮障的牙线或楔线，然后用橡皮障夹钳将橡皮障夹取下，最后取下橡皮障或使用剪刀将邻接区的橡皮障剪开后取下橡皮障，牙线清理邻接面后嘱患者漱口。

六、隔离中存在的问题和解决方法

1. 液体渗入术区　检查橡皮障在邻接区或颈部是否密合。过大的孔也可导致橡皮障与牙齿间邻接不紧密，无法达到理想的隔湿效果，可通过重新打孔、安装解决。如采用高弹性胶橡皮障，打孔直径应比常规小1~2号；残根、残冠的患牙选择龈下的橡皮障夹，必要时进行劈障技术、封闭边缘。

2. 橡皮障撕裂　临床中橡皮障裂开主要由于打孔边缘不光滑导致。打孔时将橡皮障拉过打孔针，打孔后将橡皮障用手撑开，所打孔边缘光滑、完整。

3. 橡皮障无法至龈缘，可使用橡皮障翻转解决（图7-1-14）。

使用探针即可将橡皮障压入龈缘，完成橡皮障翻转；下颌第一、第二磨牙在使用橡皮障时，患者因吞咽、舌头移动等动作会产生一个由橡皮障薄膜下向外的压力，导致唾液等其他液体渗入术区，翻转好的橡皮障可有效解决。

4. 橡皮障夹滑脱

（1）检查橡皮障夹是否合适，不合适的橡皮障夹无法达到出色的固位效果。

（2）检查患牙与橡皮障支架间橡皮障是否牵拉过度，要求患牙与两侧橡皮障支架间的橡皮障保持松弛，以减少横向的张力。

（3）如残根等牙体组织严重缺损导致的橡皮障夹固位不稳或无法固位，可将橡皮障夹固位于远中邻牙，进行劈障技术对患牙进行隔离。

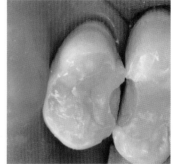

图7-1-14　完成橡皮障翻转

5. 使用无翼的橡皮障夹时可使用牙线，以免发生滑脱，避免患者误吞误咽。

第二节　印模制取和模型灌注技术

精确的印模是义齿修复成功的关键所在，临床根据制取对象不同可分为无牙颌印模、活动义齿印模和固定义齿印模等，其中无牙颌印模最具代表性。本节以无牙颌二次印模法制取与模型灌注为例介绍口腔印模的规范化操作步骤。无牙颌二次印模法是指先利用成品托盘获取初印模，灌注石膏获得初模型，在初模型上"度身定做"个别托盘，然后用个别托盘制取终印模的方法。

一、制取初模型

（一）成品托盘选择

通过观察患者颌弓的形态、宽度和长度（图7-2-1），选择相应大小的成品无牙颌托盘（图7-2-2）。托盘宽度应比牙槽嵴宽2~3mm，周围边缘高度应距离前庭沟底等黏膜返折处2~3mm，唇颊舌系带处应充分避让开。上颌托盘后缘两侧应伸至翼上颌切迹，腭侧至颤动线后3~4mm。下颌托盘后缘应盖过磨牙后垫，在两侧舌翼缘区伸展充分。

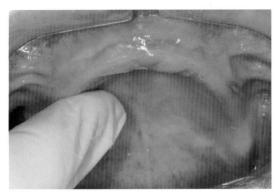

图7-2-1 检查颌弓大小

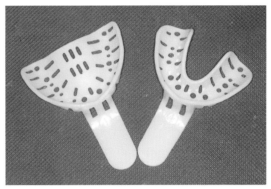

图7-2-2 选择合适成品无牙颌托盘

（二）成品托盘磨改

如果选用的成品托盘边缘过长，应用牙科磨头进行适当修改（图7-2-3），特别是托盘对应于唇、颊、舌系带处应充分避让，避免托盘妨碍系带的自由运动（图7-2-4）。

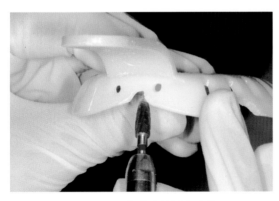

图7-2-3 磨改成品托盘边缘

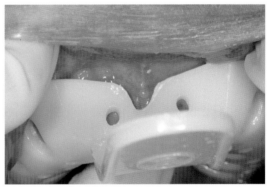

图7-2-4 口内试戴成品托盘

（三）成品托盘口外整塑

成品托盘边缘应距离患者前庭沟底2~3mm，可以使用红色打样膏（图7-2-5）对托盘边缘进行初步整塑。操作时取少许打样膏沿水浴软化后（图7-2-6），沿托盘一侧边缘依次整塑，直至完成整个托盘的边缘整塑（图7-2-7），将托盘旋转放入患者口内（图7-2-8）。

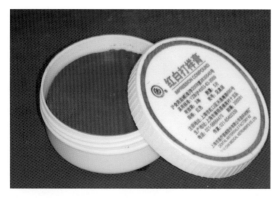

图7-2-5　红色打样膏

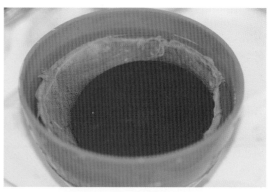

图7-2-6　60℃水浴加热打样膏

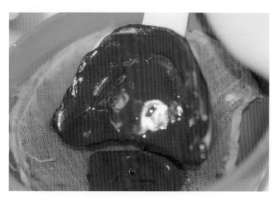

图7-2-7　在托盘上初步塑形打样膏

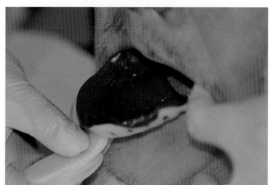

图7-2-8　将打样膏托盘放入患者口内

（四）成品托盘口内整塑

制取上颌初印模时嘱患者半闭口时下颌左右侧方运动，整塑上颌颊侧后部边缘打样膏厚度；嘱患者闭口做吸吮和微笑交替动作，整塑上颌唇颊侧边缘。医师按照功能运动方向按摩唇颊部肌肤（图7-2-9）。

制取下颌初印模时嘱患者闭口做吸吮和微笑交替动作，整塑下颌唇颊侧边缘；嘱患者做闭口咬合动作，轻微地按摩下唇，不要向上牵拉下唇，否则会人为地缩短边缘伸展。医师可以将手指置于下颌托盘前牙区，让患者用舌尖用力反复顶触医师手指，然后做吞咽动作，这样做的目的是尽量准确制取舌前区、舌体两侧的组织形态。

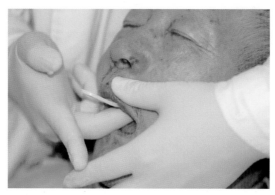

图7-2-9　进行肌功能修整

待打样膏在口内完全硬固后，将其从口内取出，使用刀片刮除印模膏表面1mm材料（图7-2-10），注意修整后的托盘边缘外形仍保持原先圆钝状；对于存在组织倒凹的印模区域，应将进入倒凹区域的材料完全削除，避免将来影响托盘在口内复位（图7-2-11、7-2-12）。

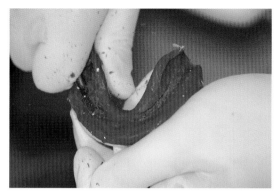

图7-2-10 修整打样膏表面

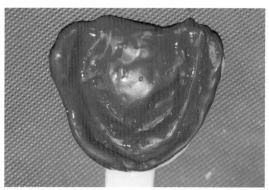

图7-2-11 打样膏上颌印模

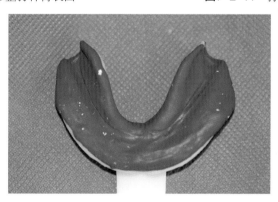

图7-2-12 打样膏下颌印模

（五）初印模制取

将适量藻酸盐印模材涂覆于托盘（图7-2-13），注意印模材料应包绕托盘边缘打样膏材料表面。将托盘旋转放入患者口内（图7-2-14），确认托盘完全就位后及时进行肌功能修整，方法同打样膏，待印模材硬固后从口内取出，检查印模质量是否满意（图7-2-15、7-2-16）。

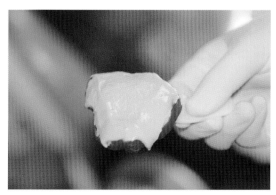

图7-2-13 托盘放置藻酸盐印模材料

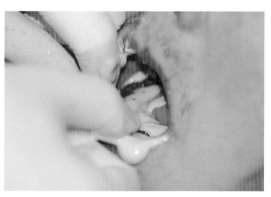

图7-2-14 将托盘放入患者口内

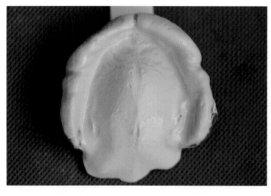

图7-2-15　最终完成的上颌初印模

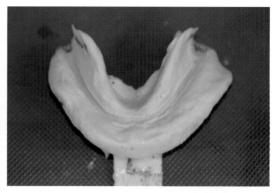

图7-2-16　最终完成的下颌初印模

（六）初模型灌注

应尽快灌注藻酸盐初印模。方法是印模置于振荡器上，用调拌刀取少量白石膏从印模组织面的腭顶或舌侧较高的部位边振荡边灌注（图7-2-17），使石膏逐渐自然注满印模内并包过印模边缘（图7-2-18）。

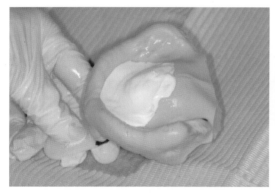

图7-2-17　在振荡器上灌注白石膏

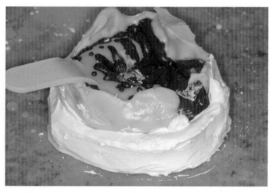

图7-2-18　加石膏底座

石膏完全硬固后，将托盘从石膏初模型上小心取下。利用石膏打磨机进行模型底座修整，先磨平石膏模型的底面和侧面，要求模型侧面与底面相垂直、模型底面与牙槽嵴平面平行，模型底部厚度不小于10mm，唇颊侧及后缘保留2~3mm宽石膏边缘，边缘及口底高于印模边缘2~3mm。具体如图7-2-19、7-2-20所示。

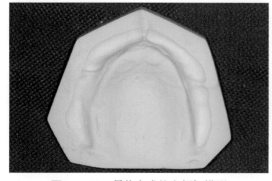

图7-2-19　最终完成的上颌初模型

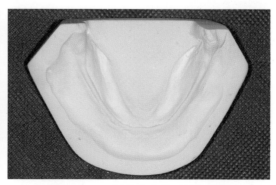

图7-2-20　最终完成的下颌初模型

二、制作个别托盘

无牙颌口腔形态、牙槽嵴状况千差万别，因此初印模和初模型只能获得无牙颌组织的大致形态。临床通过制作个别托盘进行二次印模的制取，可以精确反映无牙颌组织精细形态，实现无牙颌"个性化精确修复"的目标。

（一）标记个别托盘的边缘

在初模型上，首先沿前庭沟底和下颌舌侧黏膜返折处沟底最低处画一条蓝线，然后在此蓝线内向牙槽嵴方向2mm处画一条红线（图7-2-21），此红线即为所制作个别托盘的边缘线。注意红线应均匀距离蓝线2mm，在系带处多避让1mm左右（图7-2-22）。

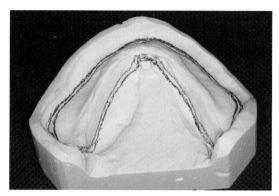

图7-2-21 初模型上画线

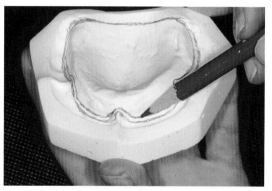

图7-2-22 系带处需要避让充分

（二）模型缓冲、填倒凹

标出无牙颌应缓冲的部位（如切牙乳突、上颌隆突、下颌隆突），在初模型上用牙科基板蜡填倒凹。对于系带部位，应在其附着顶点及其侧方添加足够红蜡。对于上颌结节、下颌舌骨嵴下方的倒凹部位应完全填除倒凹，甚至可以超填一些，以避免在患者口内取模时损伤软组织。对于牙槽嵴顶部的组织凹陷、腭皱区域等也应用红蜡均匀覆盖，厚度为1mm（图7-2-23、7-2-24）。

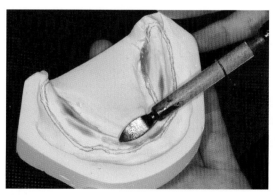

图7-2-23 下颌模型缓冲、填倒凹

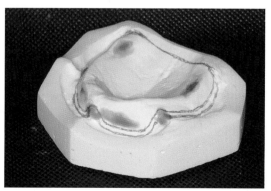

图7-2-24 上颌模型缓冲、填倒凹

（三）涂布分离剂

用刷笔在初模型表面均匀涂布一层分离剂（凡士林或藻酸盐）（图7-2-25）。

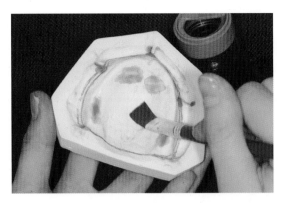

图7-2-25 初模型表面涂布分离剂

（四）调拌树脂

1. 调拌适量的自凝树脂（图7-2-26），在树脂面团期时迅速将其铺在涂有凡士林的塑形模板（图7-2-27）上预压成2mm厚的片状（图7-2-28）。然后将树脂片移至初模型上（图7-2-29）从中央区域向两侧按压，使其与模型表面紧密贴合，注意手指用力均匀，以免树脂厚度厚薄不均。然后用蜡刀蘸少许单体，沿模型所画的红线标示去除多余部分树脂。

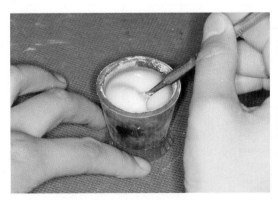

图7-2-26 调拌适量自凝树脂

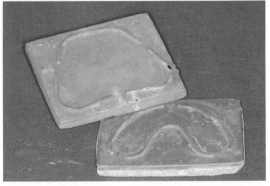

图7-2-27 个别托盘塑形模板

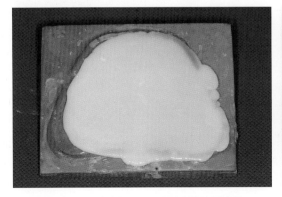

图7-2-28 将树脂均匀铺压在塑形模板上

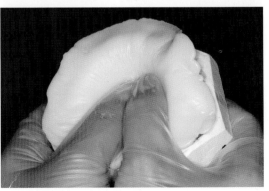

图7-2-29 将树脂铺压在初模型上

2. 制作托盘手柄与指支托　手柄和指支托的长度为1.5cm，高度、长度均为1cm。

托盘手柄分别在上颌、下颌前部牙槽嵴顶中线部位各设置1个（图7-2-30、7-2-31），作用是取模时便于医师拿持托盘操作。注意托盘手柄唇侧外表面应模拟原有天然前牙的弧面形态，其唇舌向倾斜角度应与原先天然前牙长轴一致，其目的是在后续取模操作时尽量不使口唇软组织变形。

指支托仅设置于下颌托盘双侧前磨牙区（图7-2-31），作用是取模时固定下颌托盘并使两侧均匀受压。指支托位于托盘对应于牙槽嵴顶区域，方向与托盘表面垂直，两侧位置对称。

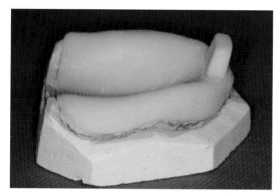

图7-2-30　最终完成的上颌自凝树脂个别托盘

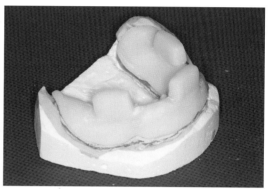

图7-2-31　最终完成的下颌自凝树脂个别托盘

3. 打磨抛光托盘　用钨钢磨头打磨去除托盘锐利边缘，托盘边缘厚度约为2mm左右，然后利用布轮与抛光砂将托盘及其边缘高度抛光，完成上下颌个别托盘的制作（图7-2-32、7-2-33）。

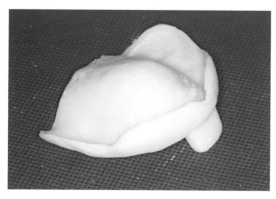

图7-2-32　上颌个别托盘

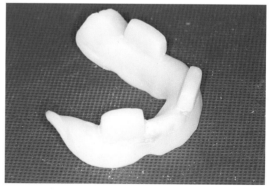

图7-2-33　下颌个别托盘

三、制取终印模

终印模制取用到以下材料与器械：个别托盘、终印模材料、边缘整塑膏棒、托盘粘接剂、蜡刀、手术刀片及刀柄、酒精灯（图7-2-34）。

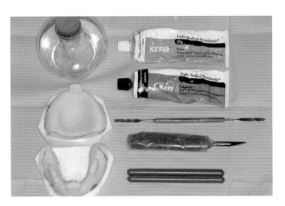

图7-2-34　制取终印模所需材料与器械

（一）口内试戴个别托盘

将制作好的个别托盘在口内试戴，检查托盘的边缘伸展是否适度，是否充分避让开系带（图7-2-35）。检查个别托盘边缘是否距离前庭沟底约2mm左右，如果边缘过长应用钨钢磨头修整（图7-2-36），必要时在口内用记号笔将需要修整的部位预先标出，以防修整时磨切过多。

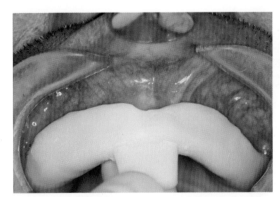

图7-2-35　检查个别托盘是否压迫系带

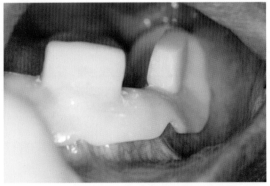

图7-2-36　检查个别托盘边缘是否合适

（二）个别托盘边缘整塑

个别托盘边缘厚度一般为2mm，但是患者前庭沟底、口底等处口腔软组织实际宽度与形态存在较大个体差异，因此临床上需要继续通过边缘整塑的操作来制取这些口腔区域组织的精细印模。

1. 边缘整塑膏预处理　将边缘整塑膏棒（图7-2-37）置于酒精灯上方进行烘烤，通过不停移动与旋转使其均匀受热软化，软化后的材料质地黏稠，熔化呈蘑菇状（图7-2-38）。

2. 托盘边缘添加整塑膏　将边缘整塑膏按一定顺序分段依次添加在个别托盘上，建议按照图7-2-39所示顺序进行。

3. 边缘整塑膏初步塑形　将边缘添加边缘整塑膏的个别托盘放入70℃恒温水浴箱浸泡5秒钟降温（图7-2-40），避免材料烫伤黏膜；然后将托盘从水浴箱中取出后，用手指将托盘边缘的边缘整塑膏初步塑形（图7-2-41）。

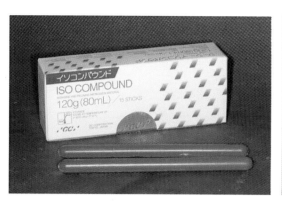

图7-2-37 边缘整塑膏棒外观

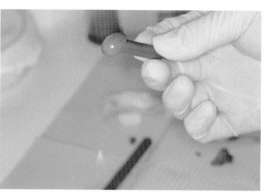

图7-2-38 烘软成形的边缘整塑膏

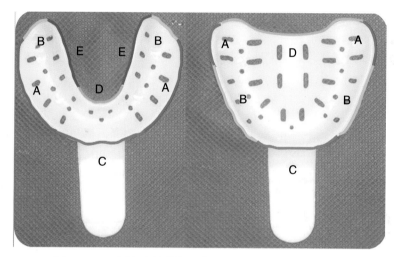

图7-2-39 托盘边缘整塑顺序（A→B→C→D→E）

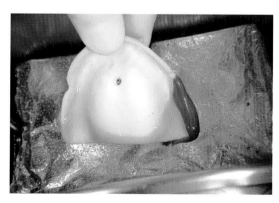

图7-2-40 将个别托盘放入水浴箱表面降温

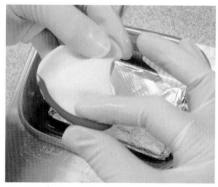

图7-2-41 用手指将边缘整塑膏初步成形

4. 口内边缘整塑　将托盘放入患者口内，注意放入过程中避免口唇误触及软化的边缘整塑膏而使其变形。托盘就位固定后，医师进行肌功能修整（图7-2-42），并嘱患者微闭口下颌左右侧方运动。边缘整塑膏在口内将逐渐硬化，检查托盘边缘材料与口腔组织贴合情况（图7-2-43）。

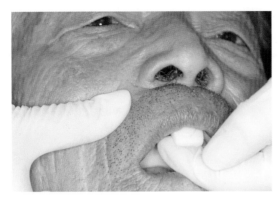

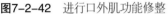

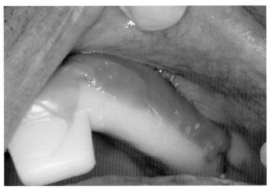

图7-2-42　进行口外肌功能修整　　　　图7-2-43　检查个别托盘口内与组织贴合情况

5. 最终完成　边缘整塑完成的个别托盘由于托盘边缘与口腔组织紧密贴合，形成了良好的边缘封闭，医师在将其从患者口内取出时应能感觉到托盘与口腔黏膜之间存在吸力。在口外仔细检查个别托盘，其边缘材料应光滑连续，边缘呈圆钝状，无气泡、不连续等缺陷，在系带处反映了系带自然活动的范围，在前庭沟处反映了组织自然的间隙宽度与外形（图7-2-44、7-2-45）。

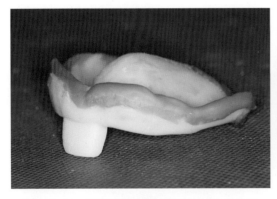

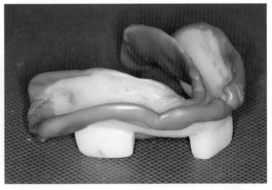

图7-2-44　最终完成边缘整塑的上颌个别托盘　　　图7-2-45　最终完成边缘整塑的下颌个别托盘

（三）托盘边缘材料回切

将托盘边缘的边缘整塑膏材料均匀削去1mm厚度（图7-2-46），注意保留托盘边缘材料的原有圆钝状外形。托盘边缘回切的目的在于为后续终印模材料开辟溢出通道。对于上颌结节、下颌舌骨后凹等倒凹较大区域，应完全去除进入倒凹区域边缘整塑材料，以保证托盘能够顺利复位，避免损伤黏膜组织。

（四）涂布托盘粘接剂

在托盘组织面涂布托盘粘接剂（图7-2-47），避免印模材料与个别托盘在终印模制取过程中脱离。注意托盘边缘及越过边缘托盘外侧也应涂布粘接剂。

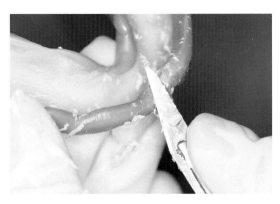

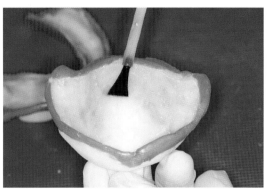

图7-2-46 边缘回切1mm厚度边缘整塑材料　　　图7-2-47 托盘表面涂布托盘粘接剂

（五）制取终印模

建议采用聚醚硅橡胶或者聚醚橡胶制取终印模，其优点是流动性极佳、操作时间充分、材料不易变形。

1. 调拌终印模材料　按照产品厂家说明，分别挤出适量印模材料（图7-2-48），利用调拌刀混合均匀。

2. 涂覆印模材料　用调拌刀将聚硫橡胶材料均匀涂布于个别托盘的组织面（图7-2-49），仅需托盘表面涂覆薄薄一层即可。印模材料应完全覆盖托盘边缘并越过边缘覆盖托盘外表面4~6mm（图7-2-50），以保证能够完整制取前庭沟底等处口腔组织形态。对于下颌个别托盘，注意在双侧托盘舌侧应涂覆足够印模材料（图7-2-51），以记录舌侧口底的组织形貌。

3. 口内取模　将盛有聚硫橡胶印模材的托盘旋转放入口内（图7-2-52），注意先牵拉开唇颊组织使前庭沟等处潜在间隙完全敞开后，将托盘完全就位，手指在托盘双侧施加中等压力力量。同时进行肌功能整塑，具体方法同边缘整塑（图7-2-53）。

4. 去除多余材料　确认印模材料完全硬固后将托盘取出用牙科剪去除多余部分印模材料，例如上颌后缘挤出过多的聚硫橡胶（图7-2-54）。

5. 印模检查　用流水冲净印模表面的唾液，消毒（图7-2-55），获得最终的上下无牙颌终印模（图7-2-56、7-2-57）。

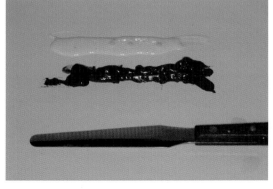

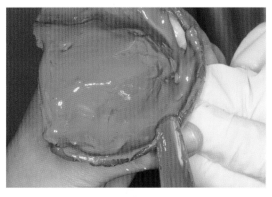

图7-2-48 聚硫橡胶印模材料　　　图7-2-49 向上颌个别托盘涂覆印模材料

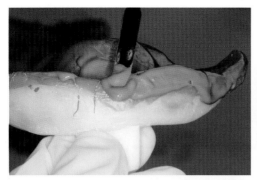

图7-2-50 印模材料应充分越过托盘边缘

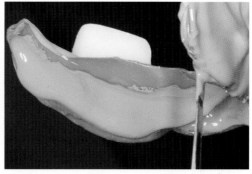

图7-2-51 下颌托盘舌侧应涂覆足够印模材料

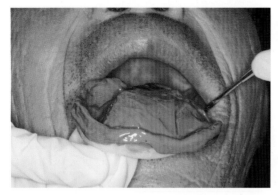

图7-2-52 将托盘放入患者口内

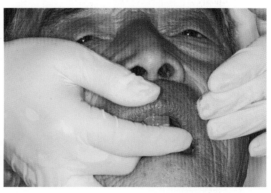

图7-2-53 进行口外肌功能修整

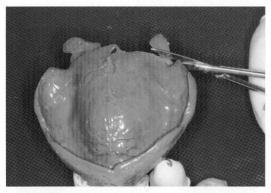

图7-2-54 修整去除多余的印模材料

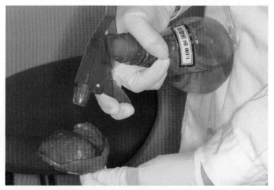

图7-2-55 对终印模进行消毒

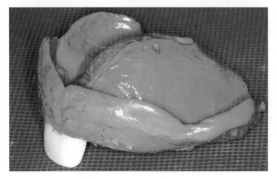

图7-2-56 最终完成的上颌终印模

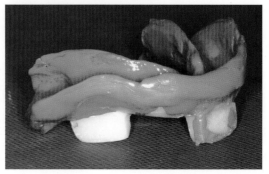

图7-2-57 最终完成的下颌终印模

四、终印模围模灌注

围模灌注是将终印模按照一定的要求包绕成框，然后灌注超硬石膏，获得理想的终模型。这种方法的优点是终模型厚度适宜、外形规整，能够精确反映印模边缘的细致形态。

（一）蜡条粘固

在终印模边缘外侧下方3mm处，按顺序粘固一圈粘蜡条。注意粘蜡时，切勿将熔化的蜡流到印模边缘或者组织面，以免破坏印模精确性。对于下颌印模对应于舌体所在区域，可以切取一块合适形态的红蜡片粘固于舌侧边缘的粘蜡条上（图7-2-58），蜡片长度与印模后缘平齐。

（二）蜡片围框

选用整片红蜡片，在酒精灯上烤软后塑形，完全包绕印模外侧形成围城封闭的圆筒状，注意将印模的组织面向上。圆筒底面即印模的外表面侧，用热蜡匙或者电蜡勺将红蜡片与印模边缘粘蜡条牢牢粘固在一起。红蜡片圆筒上缘距离印模组织面最高处的距离应大于10mm（图7-2-59）。

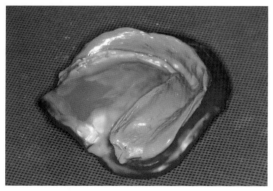

图7-2-58 用蜡沿印模围框

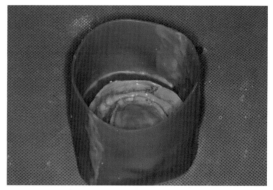

图7-2-59 用蜡片将印模围成圆筒

（三）蜡框检查

向印模圆筒内注入清水，仔细检查印模圆筒是否存在漏水，若有及时封闭漏水点。注意一定要做到"滴水不漏"，否则在灌注超硬石膏时，材料会漏出黏附在印模表面不易脱模。

（四）灌注石膏

调拌足量的超硬石膏，采用真空搅拌机混合以避免产生气泡。使用振动器灌注（图7-2-60），先用调拌刀取少量石膏置于印模组织面的最高处，使石膏向下自然流动充盈全部牙槽嵴区域（图7-2-61），然后逐渐添加石膏，使其先完全覆盖于印模组织面，最后将石膏完全灌注于圆筒内，要求终模型石膏底座厚度不能少于10mm。

（五）移除个别托盘

终模型超硬石膏完全硬固后，先去除围模部分红蜡片，然后将模型置于60~70℃的热水中约3分钟（图7-2-62），待印模边缘的印模膏软化后，用蜡刀在托盘边缘轻轻撬动，将印模与模型分离（图7-2-63）。水浴加热的原因是由于边缘整塑膏室温下十分坚硬，且进入终模型倒凹区（上颌结节等），如果不将其软化直接强行移除，可能会导致石膏模型部分损坏。

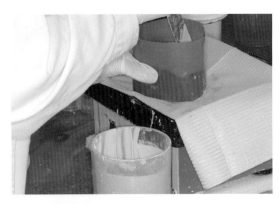

图7-2-60　利用振荡器排除石膏气泡

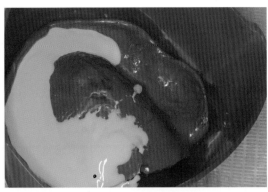

图7-2-61　灌注超硬石膏

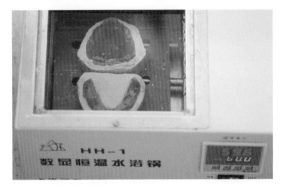

图7-2-62　将终模型放入水浴箱加热

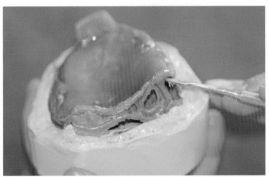

图7-2-63　用蜡刀轻轻去除个别托盘

（六）修整石膏模型

用钨钢磨头对终模型进行边缘修整，去除多余石膏，要求模型前庭沟底外侧石膏高出至少2mm（图7-2-64）。

在打磨机上修整模型（图7-2-65），要求终模型底面、外侧和边缘应平整、光滑。

1. 模型底面应与预想的𬌗平面平行，最薄处的厚度应不小于10mm。

2. 模型边缘应高于前庭沟底3mm，边缘水平、连续，宽度均匀达3mm。

3. 模型侧面应平滑、连续，与底面垂直。

4. 下颌模型舌侧部位应平整，高于舌侧黏膜返折处3mm。

修整完成的上下无牙颌终模型如图7-2-66、7-2-67所示。

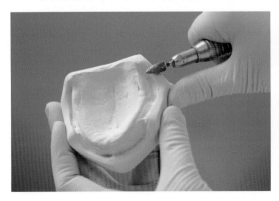

图7-2-64　打磨修整终模型边缘

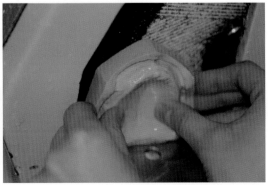

图7-2-65　打磨修整终模型厚度

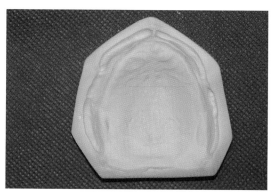

图7-2-66 上颌终模型

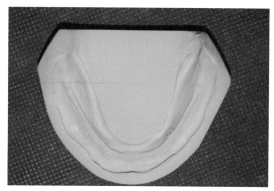

图7-2-67 下颌终模型

第三节 洁 治 术

菌斑在牙体、牙髓、牙周病等口腔疾病的发生、发展中起着重要的作用。清除和控制菌斑是口腔疾病防治的重要内容。

一、龈上洁治术（以超声波洁治为例）

超声龈上洁治术是通过超声洁牙机（图7-3-1）工作头的高频振动，去除龈上牙石、菌斑、软垢及色素，以及龈沟内与龈上牙石相连的龈下牙石的操作技术。相比手工器械龈上洁治来说，超声波洁治器具有高速、高效、省时、省力的优点。如果掌握适当，术中损伤小，术后反应较轻。目前应用较为广泛。

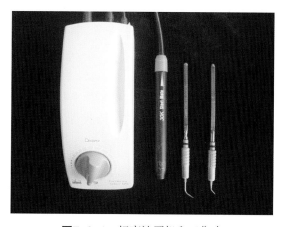

图7-3-1 超声洁牙机和工作头

（一）超声波洁治器的非适应证

1. 戴有心脏起搏器的患者。

2. 牙周组织正处于生长期。如牙周手术后早期。

3. 传染病未控制的患者，如乙肝、结核患者等。

4. 机体抵抗力低下者，如免疫功能减退患者，可因污染性气雾而引起术后感染。

5. 全瓷冠，因高频震荡可致其折裂。

6. 种植体。

（二）术前准备

1. 排尽污染水　使用前先拆下手机，打开水阀，用流水冲洗器械2分钟以上。

2. 频率调节　根据器械说明书，调整至所需最低频率点。同时调节水源，使产生最大的气雾。

3. 器械准备　手机可用瞬间消毒器消毒，工作头一般采用高压蒸汽灭菌。然后检查工作头末端，不能有锐利的尖口、刀口或锯齿，工作头必须圆钝。

4. 患者准备　戴好胸巾，消毒口腔。例如，1∶5000的氯己定溶液漱口3次，以减少口腔内细菌，减少空化造成的空气污染。

（三）器械操作

1. 用改良执笔式或执笔式握持手机，并在口内作常规支点，以稳定器械。

2. 使工作头的长轴与牙体长轴平行，工作角度≤15°，并尽量使工作头与牙面贴合。在各牙面的各部位都必须保持工作角度＜15°

3. 工作头在牙面上不应停顿，要始终保持其在牙面上移动，以免造成牙面损伤以及在牙面局部产热过多。

4. 工作头接触牙石时，压力宜轻，并用垂直向或斜向运动使牙石脱位，一般一个部位五、六次即可。

5. 工作头在邻面运动时，注意不要伤及软组织。

6. 当患者戴有烤瓷金属全冠时，应防止洁治中出现折裂纹。

7. 超声波洁治器要间歇工作，特别是在无吸引器的情况下，让患者及时吐尽口内积液、结石和组织碎屑，并且术者要不断地用探针检查牙面情况。

8. 大部分牙石去除后，再用手工器械作最后处理。

二、龈下刮治和根面平整术（以Gracey匙刮器法为例）

龈下刮治术是用器械治疗的方法清除牙周袋内根面上的龈下牙石和菌斑的治疗方法。根面平整术是龈下刮治术的继续，它的主要目的是彻底清除附着和嵌入牙骨质的牙石，并刮除受到毒素污染的病变牙骨质，形成光滑、坚硬且清洁的根面，使根面具有生物相容性，利于牙周组织愈合的治疗方法。

龈下刮治和根面平整既可用通用型匙形器，也可用Gracey匙形器。Gracey匙形器是由美国的Clayton H. Gracey于20世纪30年代后期所设计的一套器械。它的每只刀叶适用于口内某个区牙面，故又称为面特异型匙形器，是一种设计合理、使用方便的治疗器械，与通用型匙形器相比，具有许多优越性。目前，Gracey匙形器已成为国外应用最广的牙周治疗器械。

（一）Gracey匙形器的特点

1. 面特异性　Gracey匙形器有单端器械，也有双端器械，较为常用的为双端器械。

根据刀叶的形状与用途分为1~14号，共为7对：

（1）1~2＃：适用于前牙区。

（2）3~4＃：适用于前牙区。

（3）5~6＃：适用于前牙区及前磨牙区。

（4）7~8＃：适用于后牙区颊舌面。

（5）9~10＃：适用于后牙区颊舌面。

（6）11~12＃：适用于后牙区近中面。

（7）13~14＃：适用于后牙区远中面。

Gracey匙形器为面特异型匙形器，但并非绝对地一把器械只用于某一牙面。实际上只要掌握使用原则，任何一把器械也同样可以用于其他牙面。从临床上讲，多数医师只用三四把。最常用的是5~6＃、7~8＃、11~12＃、13~14＃四支（图7-3-2）。

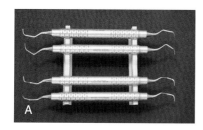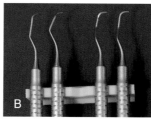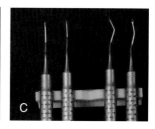

图7-3-2 Gracey匙形器

A.常用的Gracey匙形器　B.Gracey匙形器颈部侧面观　C.Gracey匙形器颈部正面观

2. 刀叶呈翻转形　Gracey匙形器的刀叶与下干呈翻转形成角，而不是直角。由于刀叶呈翻转形，所以临床应用时，只需将下干调整与治疗牙面平行，则刀叶就自动调整与牙面贴合。用于提拉运动的Gracey匙形器刀叶翻转角为60°~70°，此角度是刮除牙石最有效的角度，这是使用Gracey匙形器最为方便之处。

3. 刀叶只有一个刀刃可以使用　Gracey匙形器的刀叶虽有两个刀刃，但只有一个刃用于治疗，另一个不开刃。在使用时，可使叶面向上，看一下两刃的曲线，外侧长刃为工作刃，内侧短刃为非工作刃。

4. 刀叶呈两个曲面　Gracey匙形器的刀叶呈两个曲面形，一个是刀尖弯向上的曲面，此与通用型一样；另一个是刀尖弯向一边，刀叶呈翻转形（图7-3-3）。

（二）器械握持技术

牙周洁治器械的握持强调使用改良执笔式而非执笔式。即用中指指腹而不是指侧缘抵住器械的干，示指的第二指关节弯曲，置于中指同侧上方的器械柄部，拇指指腹置于中指与示指连线的对侧（图7-3-4）。

使用改良执笔式的原因在于：增加了稳定性，防止器械转动；便于精确地调整器械柄的旋转，使器械的工作端如匙形器的刀叶最大程度地贴合于牙体外形；有利于细微触觉。

（三）Gracey匙形器的使用原则

1. 确定正确的刀刃　使用Gracey匙形器的关键在于刀刃选择要正确，否则效果很差。方法是将相应型号的匙形器放在被治疗牙的牙面上，如果刀叶正确，则只能看到叶背；如果不正确，则可看到叶面。

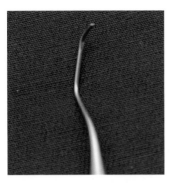

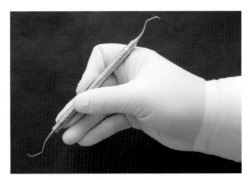

图7-3-3　Gracey匙形器的刀叶　　　　图7-3-4　改良执笔式握持

2. 保持器械下干与治疗牙的牙面平行，这样，工作角度则正确。在应用Gracey匙形器时，不应以器械柄与牙面平行为准。

3. 应用口内指支点　用中指和无名指起复合支点的作用。

4. 治疗上颌后牙区时，可用口外手支点或下颌口内支点。

5. 主要使用刀叶的末端1／3部刀刃。

6. 主要使用腕-前臂力。

7. 在轴角及根面凹陷部，轻轻捻动器械柄，以使刀叶与牙面始终保持贴合。

8. 根据牙石情况，使用中至重度的侧压力。根面平整时，侧压力应逐步减小。

（四）口内各区龈下刮治及根面平整的技术概要

1. 右上颌后牙区（颊侧）（图7-3-5）

	口外支点法（图7-3-5A）	口内支点法（图7-3-5B、C）
术者位置	右侧位	右侧位或右前位
患者位置	平卧正面或左转30°	平卧正面
照明及视野	直接法	直接法，磨牙远中面可采用间接视野
组织牵拉	用非工作手示指或口镜牵拉颊部	非工作手示指或口镜牵拉颊部组织
支点	口外手支点、掌心向上	口内指支点，掌心向下 前磨牙区可用掌心向上支点法

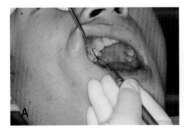

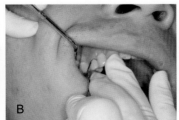

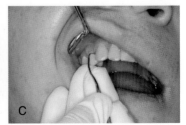

图7-3-5　右上颌后牙区（颊侧）操作
A.口外支点法　B.口内指支点法，掌心向下　C.口内指支点法，掌心向上

2. 右上颌后牙区（腭侧）（图7-3-6）

	辅助支点法
术者位置	右前位
患者位置	平卧、面部右转30°
照明及视野	直接
组织牵拉	非手术手指牵拉颊部或不牵拉法
支点	口内对颌支点，掌心向下。加拇指增强支点或示指增强支点

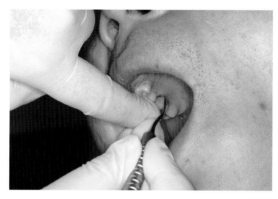

图7-3-6 右上颌后牙区（腭侧）操作

3. 上颌前牙区（唇侧）（图7-3-7）

	后位法（图7-3-7A）	前位法（图7-3-7B）
术者位置	右后位	右前位
患者位置	正前方	面向正前方
照明及视野	直接法	直接法
组织牵拉	非工作手示指牵拉上唇	非工作手示指牵拉上唇
支点	口内常规支点，掌心向上	口内常规支点，掌心向下

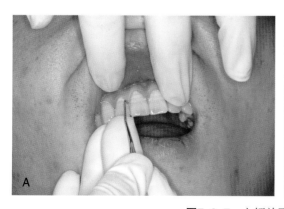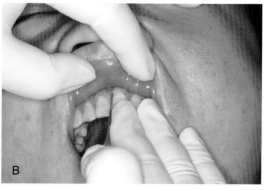

图7-3-7 上颌前牙区（唇侧）操作
A.后位法 B.前位法

4. 上颌前牙区（腭侧）（图7-3-8）

	后位法
术者位置	右后位
患者位置	面向正前方或右转30°
照明及视野	间接法
组织牵拉	无
支点	口内常规支点，掌心向上

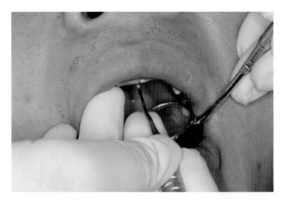

图7-3-8　上颌前牙区（腭侧）操作

5. 左上颌后牙（颊侧）（图7-3-9）

	后位法（图7-3-9A）	前位法（图7-3-9B）
术者位置	右侧位或右后位	右前位
患者位置	面部右转30°	面部右转30°
照明及视野	直接法，后牙远中可用间接视野	直接法或间接法
组织牵拉	口镜牵拉颊部	口镜牵拉颊部
支点	口内常规支点，掌心向上	口外对颌支点，掌心向下

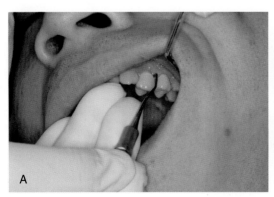
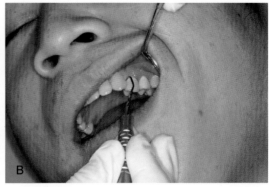

图7-3-9　左上颌后牙（颊侧）操作
A.后位法　B.前位法

6. 左上颌后牙区（腭侧）（图7-3-10）

	辅助支点法（图7-3-10A）	单纯对颌支点法（图7-3-10B）	常规支点法（图7-3-10C）
术者位置	右前位	右前位	右侧位或右前位
患者位置	面部左转30°	面部左转30°	面部右转30°
照明及视野	直接法	直接法和间接法	直接法
组织牵拉	无	无	无
支点	口内对颌支点，掌心向下，示指增强支点	掌心向下，非工作手执口镜于腭部协助照明	口内常规支点，掌心向上

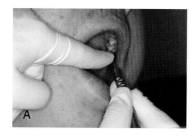 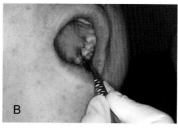 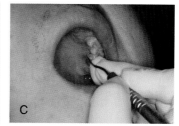

图7-3-10 左上颌后牙区（腭侧）操作
A.辅助支点法 B.单纯对颌支点法 C.常规支点法

7. 左下颌后牙区（颊侧）（图7-3-11）

	后位法（图7-3-11A）	前位法（图7-3-11B）
术者位置	右侧位或右后位	右前位
患者位置	面向正前方或右转30°	面向正前或右转30°
照明及视野	直接法	直接法
组织牵拉	口镜或非工作手示指牵拉颊部	非工作手示指置于龈颊沟牵拉颊部及下唇
支点	口内常规支点，掌心向下	口内示指辅助支点，掌心向下

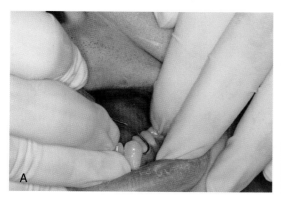 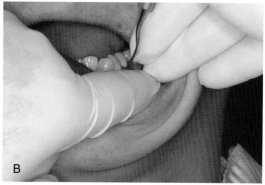

图7-3-11 左下颌后牙区（颊侧）操作要点
A.后位法 B.前位法

8. 左下颌后牙区（舌侧）（图7-3-12）

术者位置	右侧位或右前位
患者位置	面向正前方
照明及视野	直接法和间接法
组织牵拉	口镜牵拉舌体
支点	口内常规支点，掌心向下

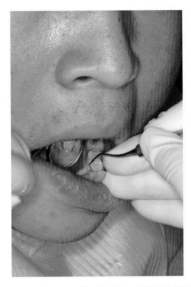

图7-3-12　左下颌后牙区（舌侧）操作

9. 下颌前牙区（唇侧）（图7-3-13）

	后位法（图7-3-13A）	前位法（图7-3-13B）
术者位置	右后位	右前位
患者位置	面向正前方	面向正前方
照明及视野	直接法	直接法
组织牵拉	非工作手示指或拇指牵拉下唇	非工作手示指牵拉下唇
支点	口内常规支点	口内常规支点，掌心向下

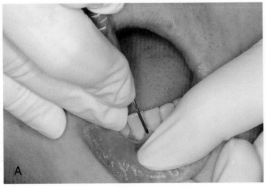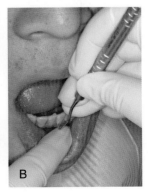

图7-3-13　下颌前牙区（唇侧）操作
A.后位法　B.前位法

10. 下颌前牙区（舌侧）（图7-3-14）

	后位法（图7-3-14A）	前位法（图7-3-14B）
术者位置	右后位	右前位
患者位置	面向正前方	面向正前方
照明及视野	间接法或直接法	间接法或直接法
组织牵拉	口镜推挡舌尖	口镜推挡舌尖
支点	口内常规支点，掌心向下	口内常规支点，掌心向下

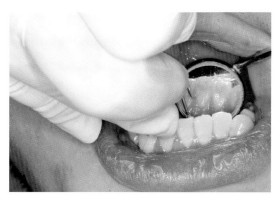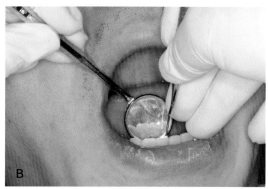

图7-3-14 下颌前牙区（舌侧）操作
A.后位法 B.前位法

11. 右下颌后牙区（颊侧）（图7-3-15）

	后位法（图7-3-15A）	前位法（图7-3-15B）
术者位置	右前位或右侧位	右后位或左位
患者位置	面向正前方	面向正前方
照明及视野	直接法	直接法
组织牵拉	口镜或非工作手示指牵拉颊部	左手示指置于龈颊沟，牵拉下唇及颊部
支点	口内常规支点，掌心向下	口内示指辅助支点，掌心向下

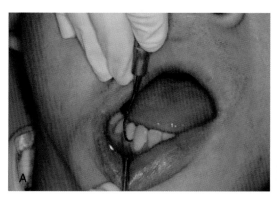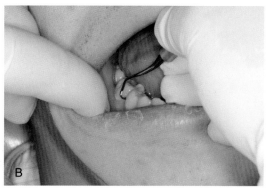

图7-3-15 右下颌后牙区（颊侧）操作
A.后位法 B.前位法

12. 右下颌后牙区（舌侧）（图7-3-16）

术者位置	右前位
患者位置	面向正前方
照明及视野	直接法
组织牵拉	口镜推挡舌体
支点	口内常规支点，掌心向下

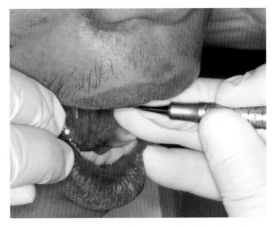

图7-3-16 右下颌后牙区（舌侧）操作要点

第四节　局部麻醉术

口腔局部麻醉是指用局部麻醉药暂时阻断机体一定区域的神经末梢和纤维的感觉传导，从而使该区疼痛消失的方法，简称局麻。局麻的确切的含义是应该达到局部无痛，即除痛觉消失外，其他感觉如触压、温度觉等依然存在；患者仍保持清醒的意识。局麻适用于一般口腔科小手术如拔牙、牙髓病的治疗及固定义齿修复的牙体预备等过程中的无痛控制。局麻有利于减少患者治疗过程中的痛苦，同时增强患者的合作。

局部麻醉术口腔医师可独立操作，一般不需要麻醉医师参与。患者保持清醒，术前一般无特殊准备，安全性相对较大。但是考虑到局麻药物存在偶发过敏反应，其加入适量血管收缩剂后对患者心率、血压有潜在的影响，以及局麻并发症的因素，对于不合作的患者（小儿和牙科恐惧症等）、过敏体质患者及严重心血管、甲状腺功能亢进的患者应用时需谨慎。

一、局麻药物

局麻药的种类很多，按其化学结构可分为酯类和酰胺类。目前常用的麻醉药有酰胺类的利多卡因、盐酸布比卡因、阿替卡因、甲哌卡因和丙胺卡因。酯类的局麻药有普鲁卡因和丁卡因临床上已很少使用（图7-4-1）。

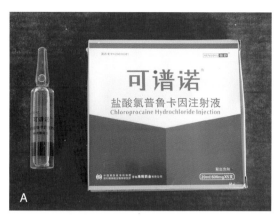
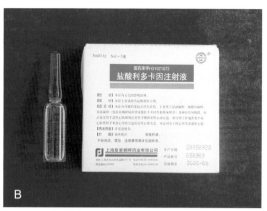
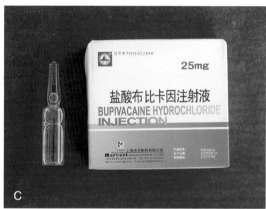
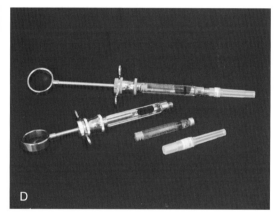

图7-4-1 常用局麻药物

A.普鲁卡因 B.利多卡因 C.布比卡因 D.必兰麻

二、注射器械

目前，口腔麻醉注射器械常用的有一次性针管注射器和卡局式注射器，以及目前开始推广使用的计算机控制局部麻醉注射系统（图7-4-2）。

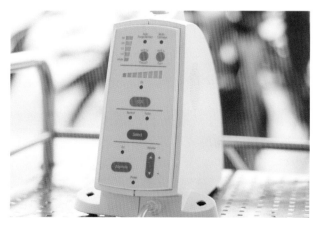

图7-4-2 计算机控制下局部麻醉注射系统

三、局麻方法

口腔临床常用的局麻方法，有表面麻醉法、浸润麻醉法和阻滞（传导）麻醉法。

（一）冷冻麻醉

冷冻麻醉是应用药物使局部组织迅速散热，皮肤温度骤然降低，以至局部痛觉消失，从而达到暂时性麻醉的效果。常用的药物是氯乙烷。仅用于黏膜下和皮下浅表脓肿切开引流。临床上极少应用，已被表面麻醉所取代。

（二）表面麻醉

表面麻醉亦称涂布麻醉，是将麻醉剂涂布或喷射于手术区表面，麻醉药物被吸收而使末梢神经麻痹，以达到痛觉消失的效果。适用于表浅黏膜下脓肿切开和松动乳牙的拔除。近年来，表麻药品不断涌现，可在浸润或阻滞麻醉注射前使用，减少了注射时的疼痛感（图7-4-3）。

操作：局部消毒，隔湿，涂布表麻药物，3~5分钟观察麻醉效果。

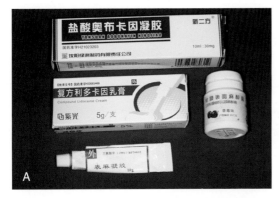 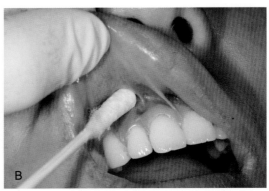

图7-4-3 表面麻醉
A.常见表面麻醉药物　B.黏膜表面涂布表麻药物

（三）浸润麻醉

浸润麻醉是将局麻药液注入组织内，作用于神经末梢，使之失去传导痛觉的能力而产生麻醉效果。在口腔临床局麻镇痛中应用广泛。

常用的浸润麻醉方法有：

1. **骨膜上浸润法**　又名局部浸润法，是将麻醉药注射到牙根尖部位的骨膜浅面（图7-4-4）。

（1）适应证：主要用于上颌及下颌前份牙齿的治疗及牙槽突的手术。

（2）操作：首先根据注射部位的要求调整好病员的椅位。牵引注射处的黏膜，使之绷紧，以利于穿刺减少疼痛。在拟麻醉牙的唇侧前庭沟进针。当注射针头刺入根尖平面的骨膜上后，可松弛黏膜，使注射麻醉药液易于弥散和渗透。根据骨质结构、牙或牙槽突手术的难易程度以及患者对麻药的耐受等因素而酌量注射麻药0.5~2ml。

（3）注意事项和技巧：为了避免骨膜下浸润所致的骨膜分离、疼痛和手术后的局部反应，当注射针头抵触骨面后，应退针0.2cm左右，然后注入麻药。

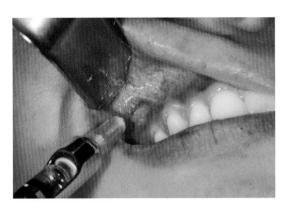

图7-4-4 骨膜上浸润

2. 牙周膜注射法 又名牙周韧带内注射法（图7-4-5）。

（1）适应证：适用于血友病和类似有出血倾向的病员。其次，单纯用黏膜下浸润或阻滞麻醉镇痛效果不全时，加用牙周膜注射补充麻醉，可取得较好的镇痛效果。

（2）操作：是用短而较细的注射针头，自牙的近中和远中侧刺入牙周膜，深约0.5cm，分别注入局麻药0.2ml，即可麻醉牙髓及牙周组织。

（3）注意事项和技巧：牙周膜注射法的缺点是注射时压力大，患者比较痛，应向患者说明，做好心理准备，计算机麻醉控制麻醉注射系统的细针、低速持续保持压力注射，对于牙周膜注射效果较好。

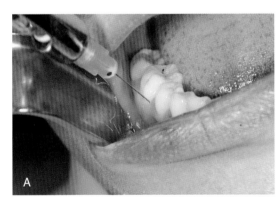
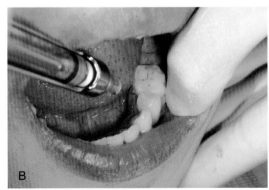

图7-4-5 牙周膜注射
A.下颌后牙颊侧　B.下颌后牙舌侧

（四）阻滞麻醉

阻滞麻醉是将局麻药注射到神经干或其主要分支附近，以阻断神经末梢传入的刺激，使被阻滞的神经分布区域产生麻醉效果。阻滞麻醉时，必须掌握三叉神经的行径和分布以及注射标志与有关解剖结构的关系。下面分别讲解口腔局麻操作中最常用的阻滞麻醉方法。

1. 上牙槽后神经阻滞 麻醉注射局麻药液于上颌结节，以麻醉上牙槽后神经，因此又称上颌结节注射法（图7-4-6）。

（1）适应证：上颌第三、第二、第一磨牙（近颊根除外）的治疗以及相应的颊侧牙龈、黏膜和上颌结节部的手术。

（2）操作：一般以上颌第二磨牙远中颊侧根部口腔前庭作进针点；在上颌第二磨牙尚未萌出的儿童，则以第一磨牙的远中颊侧根部的前庭沟作为进针点；在上颌磨牙已缺失的患者，则以颧牙槽嵴部的前庭沟为进针点。注射时，患者采取坐位，头微后仰，上颌𬌗平面与地平面成45°，半张口，术者用口镜将口颊向后上方牵开，以显露针刺点。注射针与上颌牙的长轴成40°，向上后内方刺入；进针时针尖沿着上颌结节弧形表面滑动，深约15~16mm。回抽无血，即可注入麻醉药液1.5~2ml。

（3）注意事项和技巧：操作时严格遵守无菌原则。尽量选择细针，注意针尖刺入不宜过深，进针深度不宜超过1.5cm，操作时动作要连贯，注射时需回抽，回抽无血时，方可注射麻药，注射后可轻压注射区域，以免刺破上颌结节后方的翼静脉丛引起血肿。此外，需注意第一磨牙的颊侧近中根为上牙槽中神经支配，在拔除上颌第一磨牙时，尚需在第一磨牙颊侧近中根相应部位的口腔前庭沟补充浸润麻醉。

2. 眶下神经阻滞麻醉　眶下神经出眶下孔，故又称眶下孔或眶下管注射法。将麻药注入眶下孔或眶下管，以麻醉眶下神经及其分支，以口外注射法最为常用（图7-4-7）。

（1）适应证：可以麻醉同侧下睑、鼻、眶下区、上唇、上颌前牙、前磨牙，以及这些牙的唇侧或颊侧的牙槽突、骨膜、牙龈和黏膜等组织。适用于同侧上颌切牙至前磨牙的治疗、牙槽突修整及上颌囊肿刮治术、唇裂修复术等。

（2）口外注射法操作：眶下孔位于眶下缘中点下方0.5~1cm处。注射时用左手示指扪出眶下缘，右手持注射器，注射针自同侧鼻翼旁约1cm处刺入皮肤；使注射针与皮肤成45°，向上、后、外进针约1.5cm，可直接刺入眶下孔，有时针尖抵触骨面不能进入管孔，可注射少量麻药，使局部无痛，然后移动针尖寻探眶下孔，直到感觉阻力消失，表明已经进入孔内。注射麻药1~1.5ml。一般3~5分钟后即显麻醉效果。

（3）注意事项和技巧：注射时要清楚眶下神经孔的解剖标志，注意进针的位点和方向；注射针进入眶下管且不可过深，以防损伤眼球。

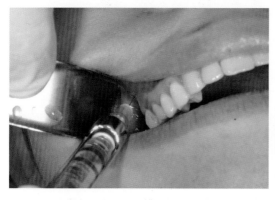

图7-4-6　上牙槽后神经阻滞

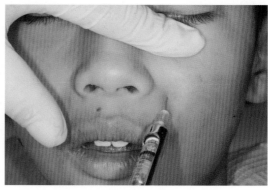

图7-4-7　眶下神经阻滞麻醉

3. 腭前神经阻滞麻醉　将麻药注入腭大孔或其附近以麻醉腭前神经，故又称腭大孔注射法（图7-4-8）。

（1）适应证：麻醉区域包括同侧磨牙、前磨牙腭侧的黏骨膜、牙龈及牙槽突等组织。适用于上颌同侧磨牙、前磨牙拔除术的腭侧麻醉，腭隆突切除及腭裂整复术等。

（2）注射方法：患者头后仰，大张口，上颌𬌗平面与地平面成60°角。注射针在腭大孔的表面标志稍前处刺入腭黏膜，往上后方推进至腭大孔，注入麻药0.3~0.5ml。

（3）注意事项和技巧：行腭大孔注射时，注射麻药不可过量，以腭黏膜发白为宜；注射点不可偏后，以免同时麻醉腭中、腭后神经，引起软腭、腭垂麻痹不适而致恶心或呕吐。腭前神经与鼻腭神经在尖牙腭侧相吻合，如手术涉及尖牙腭侧组织时，应同时做鼻腭神经麻醉，或行尖牙腭侧黏骨膜局部浸润麻醉。

4. 鼻腭神经阻滞麻醉 将麻药注入腭前孔，以麻醉鼻腭神经，故又称为腭前孔注射法（图7-4-9）。

（1）适应证：麻醉区域包括两侧尖牙腭侧连线前方的牙龈、腭侧黏骨膜和牙槽突。适用于上颌前牙拔除术的腭侧麻醉及腭裂整复术等。

（2）注射方法：患者头后仰，大张口，注射针自腭乳头侧缘刺入黏膜，然后将针摆向中线，使之与中切牙的长轴平行，向后上方推进约0.5cm，可进入腭前孔。该处组织致密，注射麻药时需用较大压力，一般注入量为0.25~0.5ml。

（3）注意事项和技巧：尖牙腭侧远中的组织因有腭前神经交叉分布，所以，该处常不能获得完全的麻醉效果，必要时应辅以局部浸润麻醉或腭前神经阻滞麻醉。

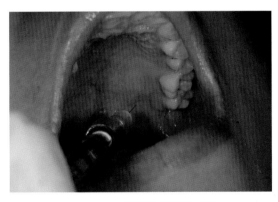

图7-4-8　腭前神经阻滞麻醉

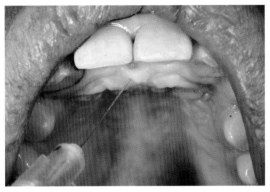

图7-4-9　鼻腭神经阻滞麻醉

5. 下牙槽神经阻滞麻醉 下牙槽神经阻滞麻醉是将麻药注射到翼下颌间隙内，故亦称翼下颌注射法。针尖一般应达到下颌小舌平面以上的下颌神经沟附近，麻药扩散后可麻醉下牙槽神经，常用口内注射法操作（图7-4-10）。

（1）适应证：麻醉区域包括同侧下颌骨、下颌牙、牙周膜、前磨牙至中切牙唇（颊）侧牙龈、黏骨膜及下唇部。适用于三叉神经痛下颌支的诊断，同侧下颌牙齿的拔除及其他治疗过程中的镇痛。

（2）注射标志：患者张大口时，可见磨牙后方，腭舌弓之前，有纵行的黏膜皱襞，即翼下颌皱襞，其深面为翼下颌韧带。另在颊部有一由脂肪组织突起形成腭三角形颊脂垫，其尖端正居翼下颌韧带中点而稍偏外处。此两者即为注射的重要标志。若遇颊脂垫尖不明显或磨牙缺失的患者，可在大张口时，上下颌牙槽突相距的中线与翼下颌皱襞外侧3~4mm的交点，作为注射标志。注射方法：患者大张口，下牙𬌗平面与地面平行。将注射器放在对侧口角，即第一、第二前磨牙之间，与中线成45°。注射针高于下颌𬌗平面1cm并与之平行。按上述的注射标志进针，推进2.5cm左右，可达骨面，即下颌支内侧的下颌神经沟处，回抽无血注入麻药1~1.5ml。

（3）注意事项和技巧：注射时首先患者要大张口，注意进针的位点、角度、方向和深度，才能提高注射的准确性；约5分钟后，患者即感同侧下唇口角麻木、肿胀，探刺无痛，如超过10分钟仍不出现麻木，可能是注射部位不准确，应重新注射。必须严格无菌操作，否则会引起医源性翼下颌间隙感染和张口受限。

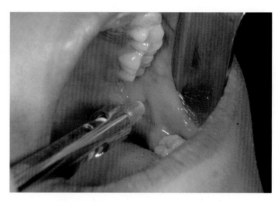

图7-4-10 下牙槽神经阻滞麻醉

6. 舌神经阻滞麻醉　舌神经自下颌神经分出后与下牙槽神经向前下方并行；经过翼内肌与翼外肌之间，在相当于下颌神经沟的水平时，舌神经位于下牙槽神经的前内方约1cm处。

（1）适应证：可麻醉同侧下颌舌侧牙龈、黏骨膜、口底黏膜及舌前2/3部分。适用于同侧舌前2/3部分手术、下颌牙齿拔除和舌隆突修整术的舌侧牙龈麻醉以及舌下腺等口底手术。

（2）注射方法：在行下牙槽神经阻滞麻醉口内法注射后，将注射针退出1cm，此时，注射麻药0.5~1ml，即可麻醉舌神经；或在退针时，边退边注射麻药，直到针尖退至黏膜下为止（图7-4-10）。

（3）注意事项和技巧：舌有烧灼、肿胀、麻木感，尤以舌尖部更为明显，为麻醉显效标志。

7. 下牙槽、舌、颊神经一次阻滞麻醉　亦称下颌支内侧隆突阻滞麻醉。

（1）适应证：适用于下颌牙齿的拔除、下颌牙槽突及舌隆突修整等手术。

（2）注射标志：下颌支内侧隆突位于下颌小舌的前方，是由髁突向前下和冠突向后下汇合成的骨嵴。当大张口时，下颌支内侧隆突可随下颌骨的运动移向下前，不致被上颌骨后缘所遮挡。在此区域内由前向后有颊神经、舌神经、下牙槽神经通过。在翼下颌皱襞外侧，相当于上颌第三磨牙𬌗面下0.5cm处为针刺点；若上颌无牙，则在相当于第三磨牙牙槽嵴下1.5cm处作为刺入点（图7-4-11）。

（3）操作方法：患者大张口，注射器置于对侧口角处，并尽量后推，使针体与患侧颊黏膜面接近垂直，于刺入点进针，深约2cm左右，针尖触及骨面，回抽无血时，注入1.5~2ml；然后，将注射针退回少许，再注入麻药0.5ml；应用本法，只注射一针，即可同时麻醉下牙槽、舌、颊三条神经。

（4）注意事项和技巧：一般舌神经出现麻醉征较下牙槽神经为早，"一针三麻"时颊神经存在麻醉不充分现象，还可在拟拔除磨牙的远中根前庭沟处行局部浸润麻醉。

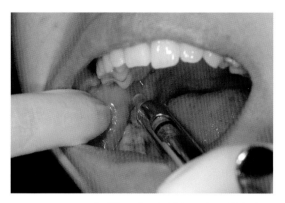

图7-4-11 下牙槽、舌、颊神经一次阻滞麻醉

第五节　冠周冲洗术

智牙冠周炎的治疗以局部处理为重点，局部又以清除龈袋内食物碎屑、坏死组织、脓液为主。

1. 适应证　智齿或其他牙齿冠周炎症。

2. 常用冲洗药物　生理盐水、1%~3%过氧化氢溶液、1：5000高锰酸钾液、0.1%氯己定（洗必泰）液。

3. 操作　用冲洗药物反复冲洗龈袋，直至溢出液清亮为止。擦干局部，用探针蘸2%碘酒、碘甘油或少量碘酚液入龈袋内，每天1~3次，并用温热水等含漱剂漱口（图7-5-1~7-5-3）。

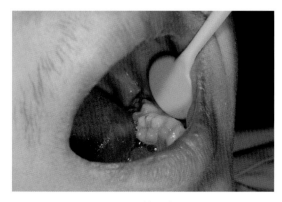

图7-5-1 左下第三磨牙冠周炎

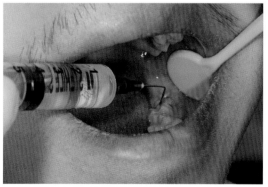

图7-5-2 生理盐水、过氧化氢溶液反复冲洗龈袋

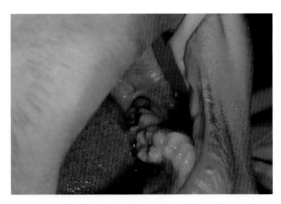

图7-5-3 碘甘油或少量碘酚液上入龈袋内

4. 操作技巧及注意事项　冲洗时针头最好选用无尖端的特制针头，如果采用一次性注射器要去尖端，磨平，避免刺入造成组织损伤。冠周炎急性期尤其糜烂严重者冲洗液最好选用非发泡药液，避免使用过氧化氢溶液，减小患者的肿胀和疼痛。龈袋内可考虑局部应用抗菌药物，促进炎症愈合。

第六节　牙齿漂白术

着色牙的漂白治疗主要用于牙冠完整的轻中度氟斑牙、四环素牙、变色无髓牙。牙齿漂白方法包括内漂白和外漂白。外漂白目前临床上比较常用的方法包括活髓牙夜间漂白（家庭漂白）和诊室内漂白。牙齿漂白是能够美白变色牙、减少或者去除活髓牙及无髓牙上瑕疵的最简单、损伤最少方式。牙齿漂白方法符合国际齿科联盟（FDI）所提倡的最小限度损伤的原理（minimal intervention，MI）和尽可能延长牙齿寿命的原则。

一、活髓牙夜间漂白

活髓牙夜间漂白是患者在医师指导下利用晚上或休息时间戴上盛有漂白剂的牙列套进行较长时间的漂白。常规使用的是10%~15%的过氧化脲。

活髓牙夜间漂白对于外源性着色、内源性着色和因增龄所致的颜色改变效果较好，对于氟斑牙也有不同程度的漂白效果，对于中重度四环素牙效果稍差。

1. 漂白前的准备

（1）了解适应证和禁忌证：如怀孕、牙齿感觉过敏、过敏体质等不宜做漂白治疗。另外，吸烟患者最好戒烟，或者只能在漂白前后2小时以上抽烟。特别要注意的是，期望值过高的患者也不宜做漂白治疗。

（2）在漂白开始前，应向患者说明漂白的副作用、疗程、可能的色泽改变程度、需要漂白后美容修复等，提醒患者可能存在的风险，签署知情同意书。术中一般牙齿都会发生感觉过敏，停用1天后就会消失或明显减轻。

（3）询问病史及治疗史，详细检查口腔软硬组织情况，制订诊疗计划。比色、照相，记录治疗前的牙齿色系和色度（图7-6-1）。

2. 取印膜，制备牙列套。

（1）漂白牙列取藻酸盐印模，印模流动水冲洗，戊二醛喷雾消毒后流水充分冲洗。

（2）超硬石膏倒模，模型修整器修整模型（图7-6-2）。

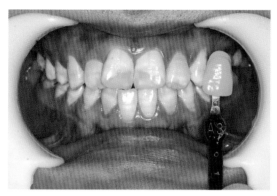 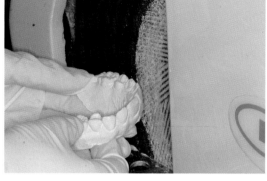

图7-6-1 漂白术前　　　　　　　　　　　　　图7-6-2 模型修整

（3）在石膏模型上将需要漂白的牙齿唇面放置适当厚度的石膏或树脂类衬垫（图7-6-3），为牙列套留出储药池。

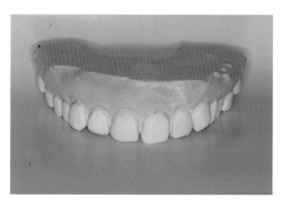

图7-6-3 牙齿唇面放置适当厚度的石膏，为牙列套留出储药池

（4）真空压膜，牙列套修整。压膜前真空压膜机（图7-6-4）预热10分钟，塑料膜软化到一定程度，大约材料中部下陷约1英寸时（图7-6-5），将塑料膜下压覆盖石膏模型，牙列套覆盖整个牙弓（图7-6-6），保持真空状态直至牙列套在石膏模型上冷却。在距游离龈边缘3mm处，画一条连续的与龈缘平行的边缘线，用刀片或低速手机进行修整，去掉线外多余部分，包括内部的腭或舌侧对应的区域。然后将马蹄形牙列套脱模，剪刀修剪边缘圆钝（图7-6-7）。将牙列套试戴在石膏模型，喷灯修整局部变形（图7-6-8）。

3. 试戴牙列套，避免牙龈局部压痛（图7-6-9），教会患者在牙列套储药池内加入适量的漂白剂后取戴牙列套的方法（图7-6-10）。

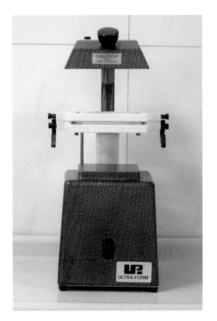

图7-6-4　真空压膜机

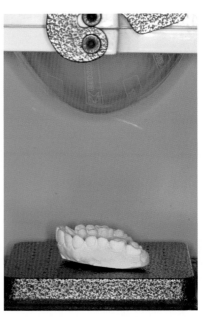

图7-6-5　加热塑料膜

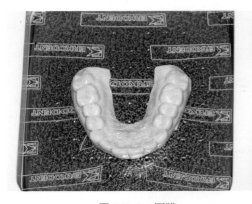

图7-6-6　压膜

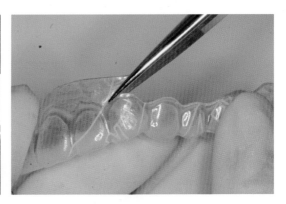

图7-6-7　修剪牙列套

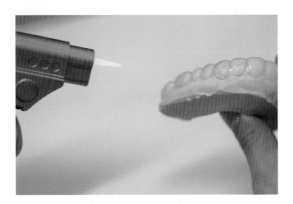

图7-6-8　喷灯修整

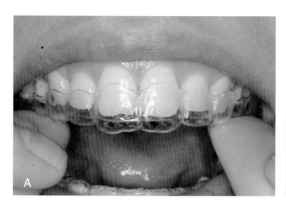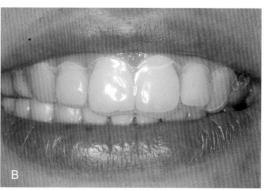

图7-6-9 试戴牙列套
A.试戴牙列套　B.就位后

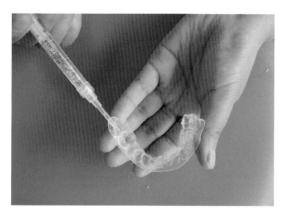

图7-6-10 储药池加漂白剂

4. 嘱患者在每晚睡前刷净牙齿，按照所教的方法，放置漂白剂后戴上牙列套过夜。

5. 2~3天后复查，了解情况，调整药量及戴用方法和时间；如有明显过敏酸痛症状，可减少药量或缩短使用时间，并使用脱敏牙膏，一般会逐渐减轻至可耐受程度甚至症状完全消失。

6. 根据漂白剂的种类和患者的反应以及牙齿颜色的改变程度，1个疗程可为2~4周。

7. 漂白结束后，再次比色、照相，记录牙齿色系和色度（图7-6-11），并将术前和术后的颜色变化做一比较。

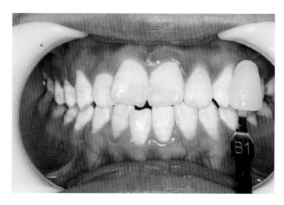

图7-6-11 漂白术后

治疗期间要求所有的患者定期复诊。患者复诊的频率由治疗计划和患者的反应而决定，患者按时复诊，以保证可能存在的问题得到安全有效的解决。

二、诊室内漂白

诊室内漂白使用药物大多为强氧化剂，如30%过氧化氢、10%~15%过氧化脲等，将漂白剂置于牙冠表面进行漂白，可同时进行激光照射、红外线照射、冷光源照射等增加漂白效果。一般适用于氟斑牙、轻中度四环素牙、外源性着色牙以及其他原因引起的轻中度变色牙。

本节主要介绍冷光漂白的规范化操作。

1. 漂白前的准备

（1）了解适应证和禁忌证：同前。

（2）在漂白开始前，应向患者说明漂白的副作用、疗程、可能的色泽改变程度、需要漂白后美容修复等。术中牙齿可能会发生感觉过敏，治疗24小时内就会消失。

（3）比色、照相，记录治疗前的牙齿颜色（图7-6-12）。也可以使用比色仪照相比色（图7-6-13）。

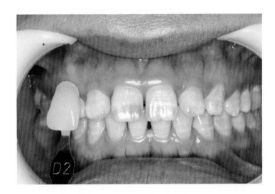

图7-6-12 术前比色

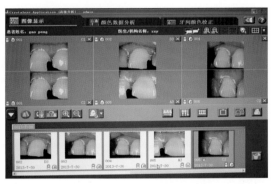

图7-6-13 比色仪比色分析

2. 术前准备 用抛光砂将牙齿表面进行简单处理（图7-6-14），放置开口器及隔湿棉条，黏膜涂抹保护剂（图7-6-15），条件许可可以使用橡皮障防护（图7-6-16）。为避免损伤眼睛，医患均戴护目镜。

3. 牙龈保护 将牙龈保护剂涂在牙龈上，并遮盖到龈下0.5mm，用光固化灯照射约3秒钟（图7-6-17）。

4. 将混合好的漂白剂涂抹在上下共16颗或更多的牙齿表面，涂抹厚度约2~3mm（图7-6-18），调整冷光灯头，灯头应与牙齿表面呈90°垂直，且越接近开口越好（图7-6-19）。光照10~15分钟（1个疗

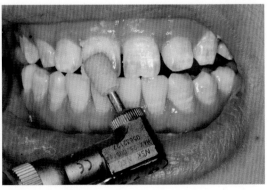

图7-6-14 牙面清洁

程）后用强吸管吸掉牙面的漂白剂（图7-6-20），用棉球或纸巾擦拭牙缝中残留的美白剂，此时不要用水冲洗。重复1~2个疗程。如患者反映牙齿敏感或疼痛，应停止操作。

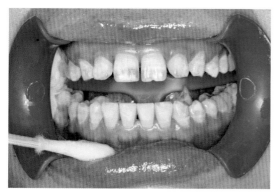

图7-6-15　开口器

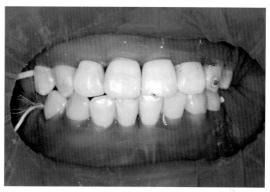

图7-6-16　橡皮障防护

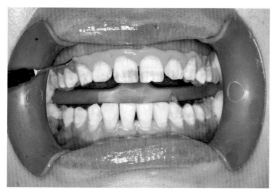

图7-6-17　牙龈保护

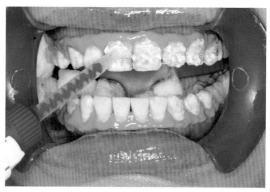

图7-6-18　涂布漂白剂

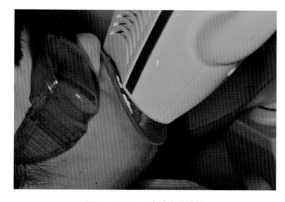

图7-6-19　冷光源照射

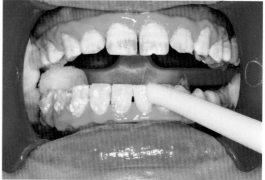

图7-6-20　吸除漂白剂

5. 漂白完成后，吸掉美白剂，取下牙龈保护剂及棉条，用水冲洗牙齿及牙缝，取下开口器及护目镜，牙齿比色照相（图7-6-21）。

6. 术后注意事项　少数患者在漂白后个别牙齿会有轻微敏感，一般在12小时以后自动消失。漂白后避免饮用茶、咖啡、可乐、红酒、莓果类饮料、有色漱口水及食用深色食

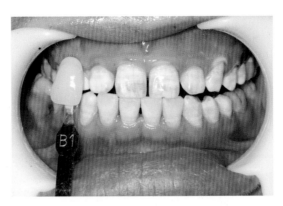

图7-6-21　术后比色

物，避免吸烟，减少牙齿再着色。

中度着色牙可在首次冷光美白后，间隔一个月，再进行第二次美白。对重度四环素变色牙及其他药物引起的深层重度变色牙，建议做一次以上治疗或配合其他治疗手段以达到理想的效果。

牙齿对漂白的反应不一样，不同人对牙齿颜色的认识也不同。漂白治疗前的沟通显得尤为重要。医师无法向患者保证特定的治疗效果，也无法保证漂白效果维持时间的长短。漂白后患者定期复诊，根据情况再次漂白或是选用其他治疗方法。

三、牙齿内漂白

死髓牙的漂白，通常采用内漂白，方法是在牙齿进行根管治疗术后在髓室内放置30%过氧化氢，根据具体情况换药，一般均有一定的效果，尤其是对牙髓坏死和因去髓术后渗血引起的牙冠变色。重复换药4~5次后，如漂白效果不明显，应全冠修复。

附：色　阶　表

VITA比色板作为牙齿比色标准，由浅至深的排列顺序：1→B1、2→A1、3→B2、4→D2、5→A2、6→C1、7→C2、8→D3、9→A3、10→D4、11→B3、12→A3.5、13→B4、14→C3、15→A4、16→C4。术前、术后根据VITA比色板进行牙齿颜色对比，就可以对美白效果有一个客观真实的评价。

第七节　银汞合金充填术

充填术就是用手术方法去除龋坏组织，制备窝洞，选择适宜的充填材料修补组织缺损，终止龋病发展，恢复牙齿的形态与功能。本节简述银汞合金充填术的规范化操作。

一、基 本 配 置

牙科椅、常规检查器械、涡轮手机、各型钻针、充填器械、银汞合金和银汞输送器（图7-7-1）。

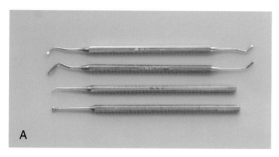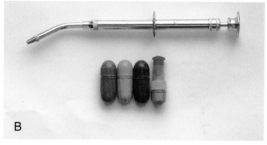

图7-7-1 银汞合金充填术基本配置
A.充填器械 B.银汞输送器

二、适 应 证

1. Ⅰ、Ⅱ类洞。
2. 后牙Ⅴ类洞，特别是可摘义齿的基牙修复。银汞合金耐磨，能抗卡环移动所致的磨损。
3. 对美观要求不高的患者，尖牙远中邻面，龋损未累及唇面者。偶尔也用于下前牙邻面洞。
4. 大面积龋损时配合附加固位钉的修复。
5. 冠修复前的牙体充填。

三、规范化操作

（一）窝洞预备

窝洞预备必须去净龋坏组织；保护牙髓组织；尽量保留健康牙体组织（图7-7-2）。

1. 窝洞必须有一定的深度和宽度，使其有足够强度和固位。
2. 银汞合金与牙体组织无粘接性，要求窝洞为典型的盒状洞形，必要时应增加辅助固位形，以使修复体具有良好的固位。
3. 洞面角应成直角，不在釉质侧壁形成无机釉和短斜面。

（二）洞型修整

去除空悬釉质，并有合适的固位和抗力形，洞的外形呈圆缓曲线，避开牙尖，尽量保留斜嵴或横嵴，洞缘角呈直角，点、线角圆钝（图7-7-3）。

（三）充填

1. 护髓 在充填银汞合金前，拟用洞漆或树脂粘接剂做窝洞封闭。同时，因银汞合金

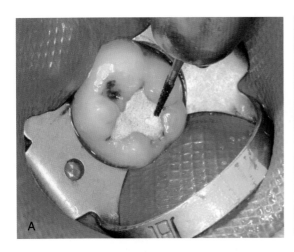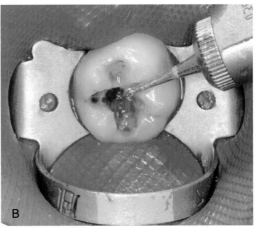

图7-7-2 洞形预备

A.用快速裂钻高速、间断磨除原补料及龋坏牙体组织　B.用球钻间断、慢速磨除洞底软龋

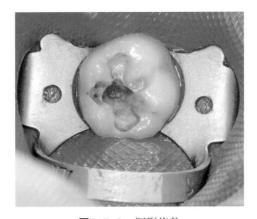

图7-7-3 洞形修整

为良导体，故中等深度以上的窝洞，应酌情衬洞和（或）垫底，垫底部位只限于𬌗面髓壁和邻面轴壁，要求底平壁净，留出足够的深度（1.5~2mm），使修复体有足够的抗力和固位（图7-7-4）。

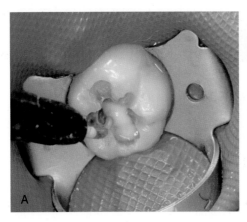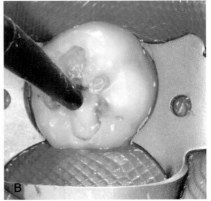

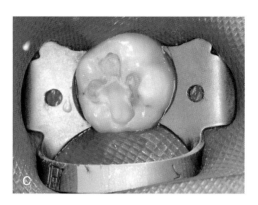

图7-7-4 护髓
A.使用氢氧化钙盖髓　B.使用玻璃离子垫底　C.垫底完毕的洞形

2. 填充材料　用银汞合金输送器将调制好的银汞合金少量、分次送入准备就绪的窝洞内。每次送入窝洞的汞合金量，在铺平后最好不超过1mm厚。先选用小的汞合金充填器将点、线角及倒凹、固位沟处压紧，再换较大的充填器向洞底和侧壁层层加压，使汞合金与洞壁密合，同时随时剔除余汞，使充填的汞合金略高于洞缘，最后用较大的充填器与洞缘的釉质表面平行，做最后加压，以保证洞缘汞合金的强度（图7-7-5）。

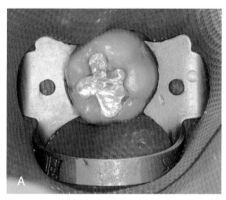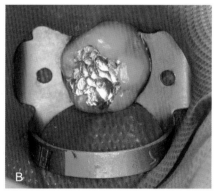

图7-7-5 洞形充填
A.分层充填<1mm　B.充填完毕银汞合金略高于洞缘

3. 刻形　填充完后，雕刻器尖端置于裂沟处，刀刃部分放在牙面上，部分放在充填体上，紧贴牙面，沿牙尖斜度，从牙面向充填体雕刻，这样避免造成修复体过高或过低（图7-7-6）。

4. 磨光　最后用磨光器对充填体表面以及充填体与洞缘交界处进行磨光，以消除修复体表面在刻形后遗留的不平滑处，使之达到较高的光洁度，减少菌斑和食物残屑的滞留以及局部电化学反应所产生的腐蚀，延长修复体临床使用时间（图7-7-7）。

5. 调整咬合　充填体的外形初步雕刻完成后，牙合面承受咬合力的部位应进行咬合调整，使修复体与对牙合牙恢复正常的咬合关系（图7-7-8）。

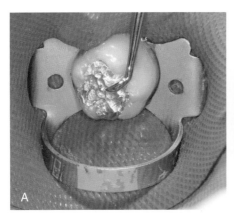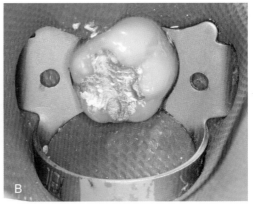

图7-7-6　刻形

A.雕刻器刻形　B.刻形完毕

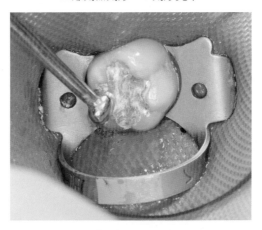

图7-7-7　磨光成形

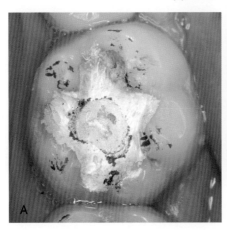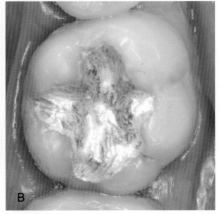

图7-7-8　调整咬合

A.检查咬合高点　B.调整咬合完毕

6. 24小时后打磨抛光　银汞合金充填后15分钟可塑性下降，达到初凝，但尚未完全硬固，不能承受咀嚼压力，也不能打磨，24小时后完全硬固方可打磨抛光（图7-7-9）。

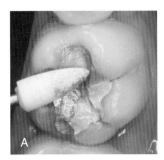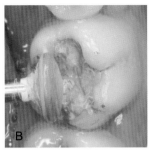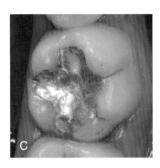

图7-7-9 24h后抛光

A.细石尖打磨　B.橡皮轮抛光　C.磨光后的银汞合金细腻有光泽

第八节　树脂粘接修复术

复合树脂是在丙烯酸酯基础上发展而来的复合材料，它通过粘接技术黏附到窝洞内，使其洞形预备较银汞合金修复简单，并能保存更多健康牙体组织。

本节以前牙切角缺损和后牙殆面龋坏为例，简述树脂粘接修复术的规范化操作。

一、基本配置

牙科椅、常规检查器械、涡轮手机、弯手机、钻针、咬合纸、树脂充填器械、光固化复合树脂，酸蚀剂及粘接剂、光固化灯、比色板、抛光碟及橡皮抛光车针、小棉棒等（图7-8-1、7-8-2）。

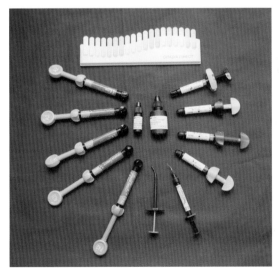

图7-8-1 树脂、粘接剂和比色板

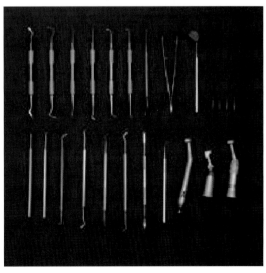

图7-8-2 洞形预备和充填器械

二、适 应 证

1. 前后牙各类洞形修复。
2. 前牙美学修复（形态与色泽异常牙的美学修复、前牙小间隙的关闭）。
3. 制作桩核冠的桩核（树脂核）。
4. 意向性修复。

三、规范化操作

（一）前牙缺损树脂粘接修复

1. 比色　在自然光线及牙面湿润的条件下，快速浏览比色板与患牙，在比色板上确定大致颜色范围，患牙中1/3区域选色，以此为主体基调色，并参照对侧同名牙选色（图7-8-3）。龋坏缺损修复的选色在去尽龋坏后完成。

2. 假充填，制备硅橡胶舌侧背板（mock-up）（图7-8-4）。

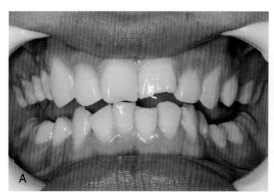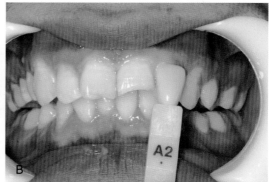

图7-8-3　比色
A.左上中切牙切端缺损　B.比色板比色

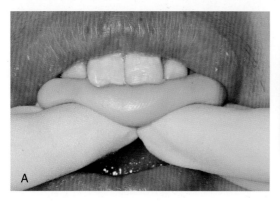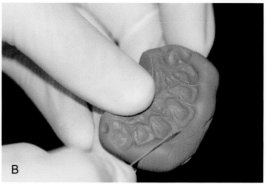

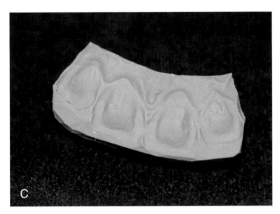

图7-8-4 制备硅橡胶舌侧背板
A.假充填，舌侧硅橡胶取模 B.修整硅橡胶舌侧背
板 C.硅橡胶背板

3. 窝洞预备 橡皮障隔离，用锥形金刚砂钻沿缺损全长，做1~3mm宽的斜面；唇面呈羽状边缘、舌侧短斜面（图7-8-5）。

4. 酸蚀粘接 用30%磷酸凝胶涂布洞壁和洞缘，应超过牙面预备范围（图7-8-6），酸蚀15~20秒，气水枪冲洗20秒以上，气枪轻吹5秒干燥牙面，保持牙面湿润状态。用小毛刷将粘接剂涂在酸蚀过的牙齿表面，略超出酸蚀范围（图7-8-7），用气枪轻吹成均匀一薄层，用光固化灯照20秒，成镜面效果。

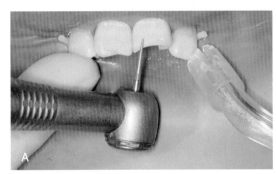
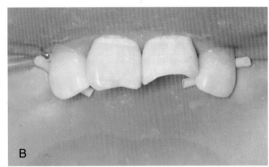

图7-8-5 术区橡皮障隔离和洞形预备
A.牙体预备 B.牙体预备后洞缘斜面

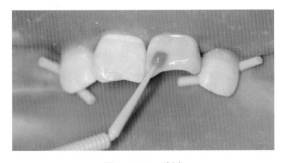
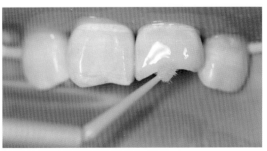

图7-8-6 酸蚀　　　　　　　　**图7-8-7** 涂布粘接剂

5. 充填修复　用树脂充填器将事先选好色的树脂分层充填，分层固化。逐层加压使材料与洞底和洞壁密合并避免带入气泡，初步修整形成牙齿解剖外形，并略超出洞缘少许（图7-8-8）。

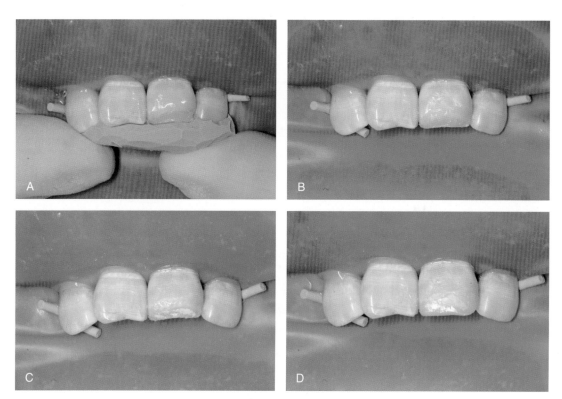

图7-8-8　分层充填树脂
A.舌侧透明树脂充填　B.牙本质色树脂充填　C.染色树脂充填　D.釉质色树脂充填

6. 调𬌗、修整外形及抛光　树脂完全固化后，用石尖或金刚砂针修整外形，调整咬合，最后依次用粗、细砂片打磨，橡皮轮或细绒轮蘸打磨膏抛光。邻面用抛光条抛光（图7-8-9）。

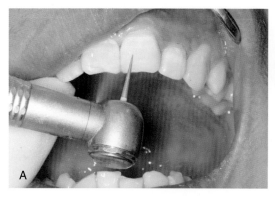

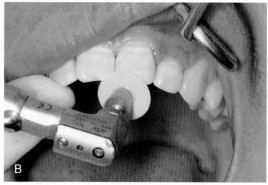

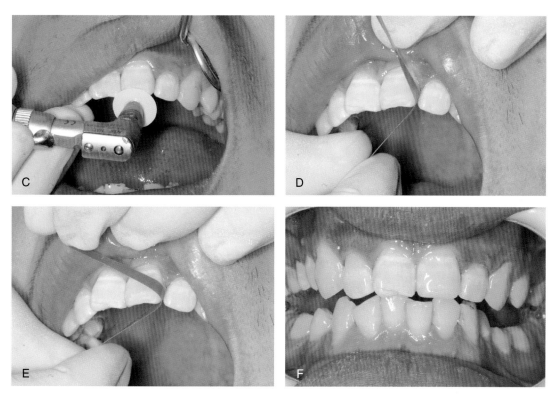

图7-8-9 调𬌗、刻形及抛光
A.金刚砂车针刻形 B、C.抛光砂片抛光 D、E.邻面抛光条抛光 F.术后

（二）后牙缺损树脂粘接修复

1. 术前咬合检查　主要是避免修复体和牙体结合处承担主要的咬合力，选色同前（图7-8-10）。

2. 去龋窝洞预备　橡皮障隔离，使用微创车针去龋预备洞形，洞形入口依龋坏位置，要便于操作和材料充填，依龋坏范围设计外形，避开承受咬合力的部位，窝洞外形线呈圆钝曲线，无需做窝沟扩展，边缘修整便于粘接，在无咬合接触的洞缘可以制备短斜面。在不直接受力部位（如唇面、颈部），可以保留无基釉。

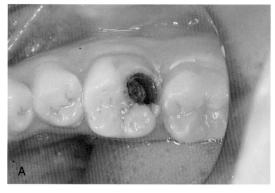
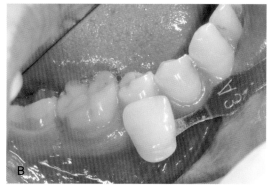

图7-8-10 选色
A.术前 B.选色

3. 垫底　中等深度以上窝洞应衬洞或垫底，一般使用玻璃离子、流动树脂（图7-8-11），近髓处要使用氢氧化钙制剂保护牙髓。注意不能使用洞漆和含酚类材料，以免影响树脂聚合。

4. 酸蚀粘接　可采用全酸蚀粘接系统，具体操作同前（图7-8-12A）。自酸蚀粘接系统操作较简便：用小毛刷将自酸蚀粘接剂涂在预备的牙齿表面，略超出预备范围（图7-8-12B），用气枪轻吹成均匀一薄层，用光固化灯照20秒，成镜面效果（图7-8-12C）。

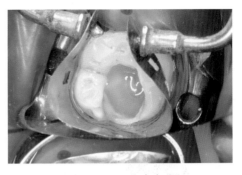

图7-8-11　垫底完成

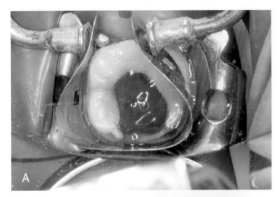

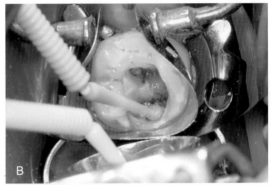

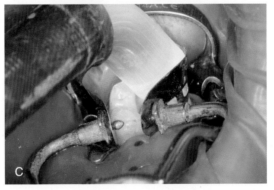

图7-8-12　酸蚀粘接
A.酸蚀　B.涂布粘接剂　C.光照固化

5. 充填修复　用树脂充填器将事先选好色的树脂分层充填，分层固化。洞深小于2mm，可以整体充填。洞深超过2mm，采用三角堆积法逐层充填，一般先充填洞底小于1mm，然后由洞底向颊侧或舌侧壁呈三角形堆积树脂，注意逐层加压，使材料与洞底和洞壁密合并避免带入气泡，初步修整形成牙齿解剖外形，并略超出洞缘少许（图7-8-13）。涉及邻面的充填需使用成形片及楔子，避免形成邻面悬突；另外，先充填邻面，将Ⅱ类洞形修复变成Ⅰ类洞形修复（图7-8-14）。

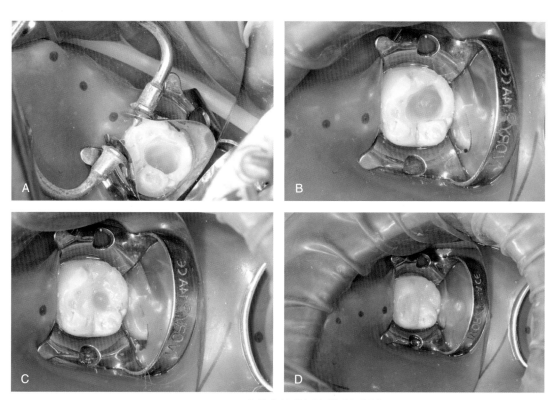

图7-8-13　三角堆积法分层充填分层固化
A、B、C.分层充填　　D.充填完成

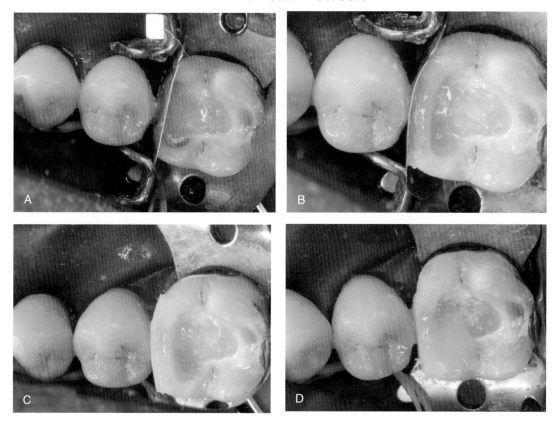

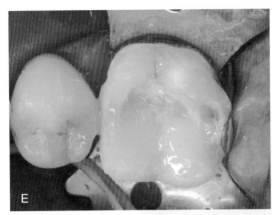
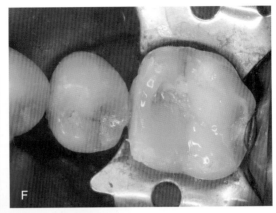
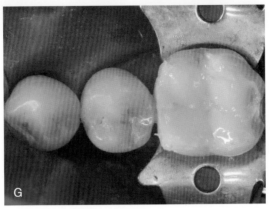

图7-8-14 Ⅱ类洞充填
A.成形片　B.先充填邻面　C.Ⅱ类洞变成Ⅰ类洞　D~G.三角堆积法充填

6. 调𬌗、修整外形及抛光　树脂完全固化后，用石尖或金刚砂针修整外形，调整咬合。最后依次用粗、细砂片打磨，橡皮轮或细绒轮蘸打磨膏抛光。邻面可用抛光条抛光（图7-8-15）。

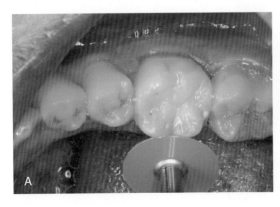
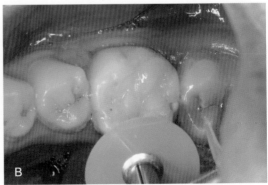

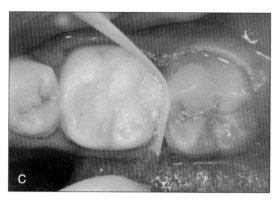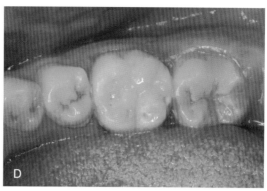

图7-8-15 调𬌗、刻形及抛光
A、B.砂片打磨抛光　C.邻面抛光条抛光　D.术后

第九节　嵌体修复术

嵌体是一种嵌入牙体内部，用以恢复牙体缺损的形态和功能的修复体或冠内固位体。按材料分合金嵌体、树脂嵌体和瓷嵌体。

本节以CAD-CAM全瓷嵌体为例，简述嵌体的规范化操作。

一、嵌体修复适应证与禁忌证

（一）适应证

1. 严重的牙体缺损已涉及牙尖、切角、边缘嵴以及𬌗面，需要咬合重建而不能使用一般材料充填修复者。

2. 牙体缺损的邻接不良或食物嵌塞严重，需恢复邻面接触点者。

3. 固定桥的基牙已有龋洞或要放置栓体、栓槽附着体，可以设计嵌体作为固位。

（二）禁忌证

1. 青少年的恒牙和儿童的乳牙，因其髓角位置高，不宜做嵌体。

2. 𬌗面缺损范围小且表浅者，以避免切割过多的健康牙体组织。

3. 牙体缺损范围大，残留牙体组织抗力形差，固位不良者。

4. 对于美观及长期效果要求高的患者或心理素质不理想的患者。

5. 前牙缺损慎用嵌体修复。

二、规范化操作

（一）牙体预备

1. 根据牙体缺损的具体情况做出适合的，能满足固位、抗力要求的嵌体洞型设计方案。牙体预备前选色，检查咬合（图7-9-1）。

2. 选择合适的车针，根据嵌体洞型设计方案进行牙体预备。

3. 去除腐质及无基釉质，尽可能多地保留健康牙体组织，活髓牙应注意防止意外穿髓。

4. 颊、殆、舌面的沟、裂、点隙处可做预防性扩展。

5. 洞型无倒凹，底平、壁直、线角清晰，洞的深度应大于2mm。

6. 洞壁应自洞底向殆面外展2°~6°。

7. 洞的外形应成为圆钝的曲线形。

8. 调整邻牙及对殆牙过锐、过长或形态异常又妨碍嵌体修复的牙尖及边缘嵴。

9. 预备完成的牙齿所有倒凹用玻璃离子水门汀或流动树脂充填消除倒凹，近髓处需用氢氧化钙垫底（图7-9-2）。

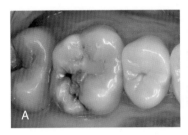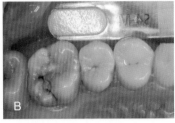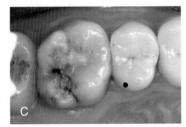

图7-9-1 术前准备
A.术前　B.比色　C.咬合检查

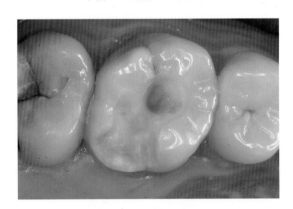

图7-9-2 牙体预备

（二）制取光学印模与嵌体制备

牙体预备完成后制取光学印模，分别取工作区、对颌以及咬合印模（图7-9-3），患牙暂封树脂暂时封闭窝洞（图7-9-4）。在计算机上完成工作区及咬合重建，确定修复体边缘线，调整咬合接触，制备全瓷嵌体（图7-9-5）。

（三）嵌体试戴粘固

1. 试戴　在工作模型上检查嵌体就位、密合、邻接、咬合等情况。取出窝洞内的暂封物，清洁洞型。嵌体清洁后，在口内试戴（图7-9-6）。

嵌体应就位顺利且无明显松动感；嵌体与牙体之间光滑过渡，无台阶感；边缘密合良好，无明显缝隙；邻殆嵌体与邻牙接触合适。适合后，消毒，氢氟酸制剂酸蚀粘接面，冲

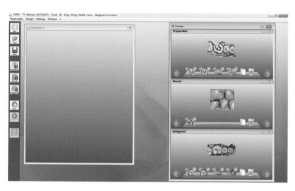

图7-9-3 制取光学印模

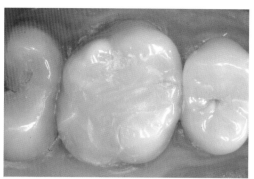

图7-9-4 暂封树脂封闭窝洞

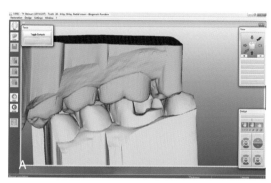

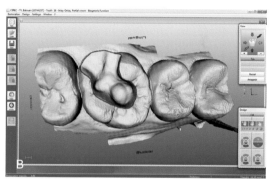

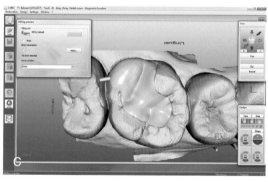

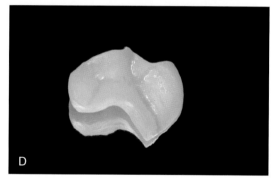

图7-9-5 嵌体设计和制备

A.咬合重建　B.确定修复体边缘线　C.修复体设计完成　D.全瓷嵌体

洗干燥备用（图7-9-7）。

2. 粘固　牙面磷酸酸蚀（图7-9-8），冲洗干燥后（图7-9-9），涂布粘接剂。选用适当的粘固剂，调拌后均匀涂布在洞内及嵌体粘接面，嵌体正确就位于洞内（图7-9-10），初步去除过多的粘固剂，光照固化，仔细去除多余的粘固剂，用抛光轮抛光洞缘（图7-9-11）。检查咬合及邻牙接触点（图7-9-12）。如需调磨，磨改处应做磨光、抛光处理（图7-9-13）。

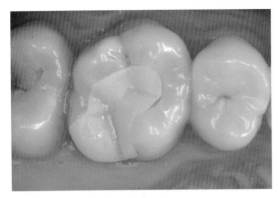

图7-9-6　试戴

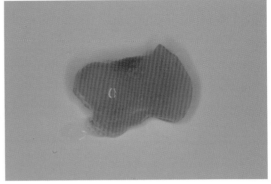

图7-9-7　氢氟酸酸蚀粘接面

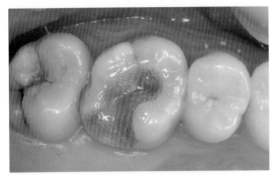

图7-9-8　牙面酸蚀

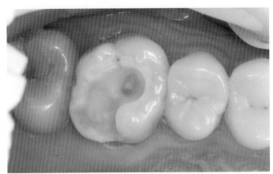

图7-9-9　酸蚀后

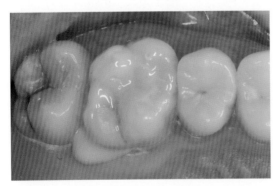

图7-9-10　修复体就位

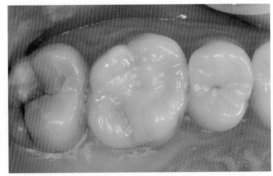

图7-9-11　粘固

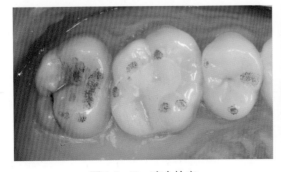

图7-9-12　咬合检查

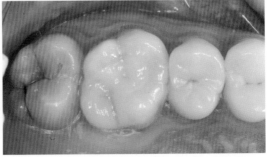

图7-9-13　术后

三、其他材料嵌体修复病例

（一）合金嵌体修复病例

1. 金合金嵌体修复病例（图7-9-14~7-9-18）。
2. 银钯合金嵌体修复病例（图7-9-19~7-9-22）。

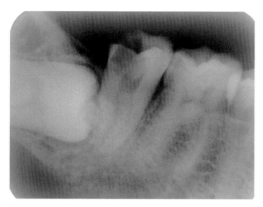

图7-9-14　术前X线片

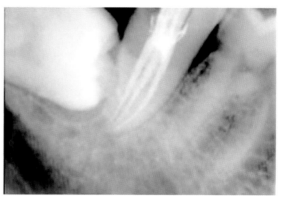

图7-9-15　根管治疗术后X线片

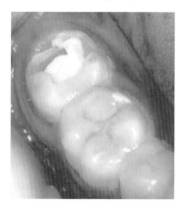

图7-9-16　牙体预备后

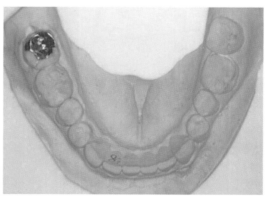

图7-9-17　模型上的金合金修复体

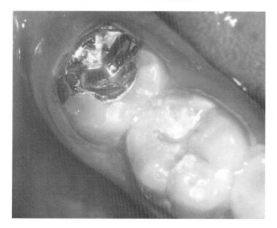

图7-9-18　术后

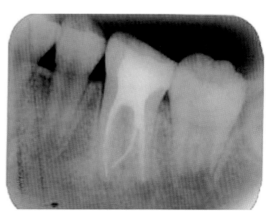

图7-9-19　根管治疗后X线片

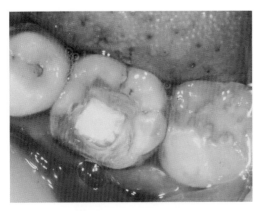

图7-9-20　牙体预备后

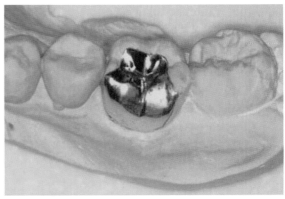

图7-9-21　模型上的银钯合金修复体

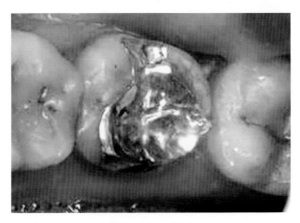

图7-9-22　术后

（二）树脂嵌体修复病例（图7-9-23~7-9-25）

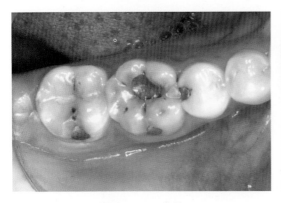

图7-9-23　术前

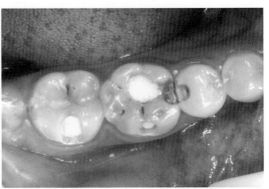

图7-9-24　牙体预备后

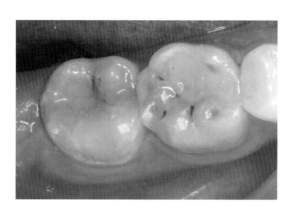

图7-9-25 术后

第十节 根管治疗术

根管治疗术是治疗牙髓病和根尖周病的基本方法，通过清除根管内感染物，并严密充填根管，以促进根尖病变愈合，防止根尖周疾病的发生。

1. 患者准备 在治疗前让患者用氯己定漱口以降低患者口腔及治疗过程喷溅的水气中微生物的数量。对于某些特殊患者应预防性地使用抗生素或其他抗感染药物。

拍摄术前牙片，初步了解根管情况，参见第四章第三节。

2. 术区准备

（1）术区隔离：常规使用橡皮障，参见本章第一节。

（2）疼痛控制：必要时行局部麻醉，参见本章第四节。

一、开　髓

建立进入髓室和根管系统的通路。

1. 开髓器械 开髓器械主要包括：裂钻、球钻、金刚砂车针、Endo-Z以及开髓器械套装等（图7-10-1）。

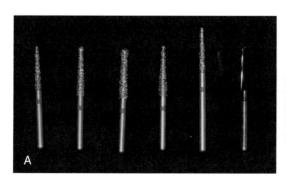
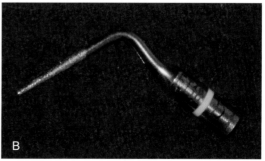

图7-10-1 开髓器械
A.开髓车针　B.洞壁修整超声工作尖

2. 开髓部位　根据不同的牙位设计不同的开髓部位和形状，使根管器械能尽可能地循直线方向进入根管。

3. 洞型大小　一般以去除髓室顶后，不妨碍器械进入根管为准。洞口既不能太大，也不能太小，开髓后应将洞壁修整光滑，使之与根管壁连成一线，无凹凸不平，修整时应注意不能使髓室壁形成台阶。

4. 步骤　首先揭去髓顶（图7-10-2），然后建立直线入口（图7-10-3），最后修整洞型（图7-10-4）。

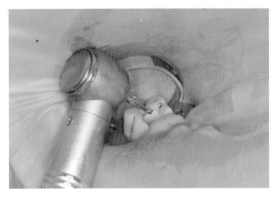

图7-10-2　球钻或裂钻去净龋坏组织，揭除髓顶

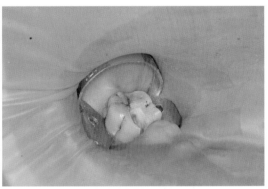

图7-10-3　建立直线入口

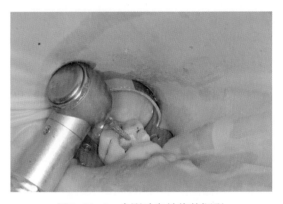

图7-10-4　金刚砂车针修整洞型

二、根 管 预 备

在完成髓腔入口的制备并清理髓室后可以进行根管预备。根管预备有两个目的：①根管清理，即去除根管内的微生物及其代谢产物、牙髓组织、感染的牙本质和牙本质碎屑，主要通过器械切削结合根管冲洗来实现；②根管成形，即形成与特定根管充填物和充填方法相适应的根管形态，常在根尖区形成根充挡以防止根管充填时充填材料超出根尖孔，在根尖2~3mm形成固位区，使主牙胶尖就位时与根管壁紧密接触；整个根管表面光滑，呈连续的锥形，根管口处直径最大，根管预备尖端直径最小，并维持根管的解剖走向不变以及根尖孔的位置和大小不变。根管预备应是在将根管清理成形的同时保留尽可能多的牙本质。

　　根管预备主要通过机械预备和化学预备相结合的方法进行，前者通过根管切削器械进行根管清理和成形，后者通过化学药物进行根管清理。

　　逐步后退法：包括根尖预备、逐步后退、根管上部的敞开和根管修形等操作步骤，主要用于直根管和轻度弯曲根管的预备。

　　根向预备法：包括根管冠2/3形态的探查、根管冠2/3的预备、根管尖1/3的探查和根管尖1/3的预备等操作步骤。具有许多优点，推荐常规使用。

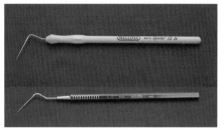

图7-10-5　根管口探测器

　　根向预备法的规范化操作步骤如下：

　　1. 寻找根管口　采用探针、根管口探测器、DG-16等进行根管口的探查（图7-10-5）。

　　对于后牙，有条件时应常规使用显微镜，避免根管遗漏（图7-10-6）。

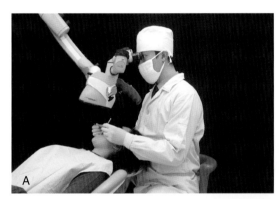

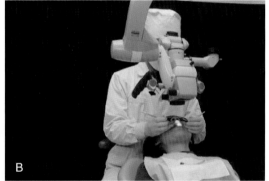

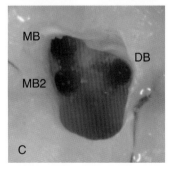

图7-10-6　根管显微镜及其使用

A.根管显微镜的使用（侧面观）　B.根管显微镜的使用（正面观）　C.显微镜下见MB$_2$

　　2. 去髓、探查根管　使用小号器械（如8#、10#或15#器械）进行根管探查，注意根管的弯曲度、狭窄度、有无钙化等情况（图7-10-7）。

　　3. 根管口扩大　采用GG钻等扩大根管口以及根管冠1/3（图7-10-8）。

　　4. 确定工作长度　根充挡（根尖止点）为生理性根尖孔，即牙本质牙骨质界，也是根管最狭窄处（a），距离解剖学根尖孔约0.5mm。工作长度为根充挡到牙冠参考点间距离。

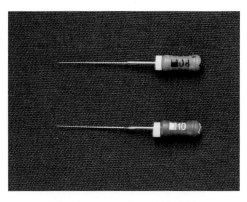

图7-10-7　8#和10#的K形锉

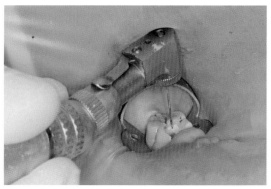

图7-10-8　采用GG钻扩大根管口

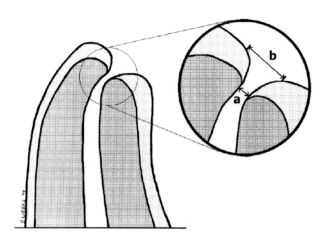

图7-10-9　根尖止点示意图

（引自John I Ingle，Leif K Bakland. Endodontics. 5th ed. B.C. Decker Inc.，2002）

临床上常常结合以下两种方法确定工作长度：

（1）电测法：根据牙周膜到口腔黏膜电阻抗值一定而设计的根尖电子定位仪（根管测长仪）确定根管工作长度，准确率可达90%以上（图7-10-10）。

（2）诊断丝：术中插诊断丝，如根管扩大针、牙胶等进一步确定根管工作长度（图7-10-11）。

5. 根管预备　采用手用镍钛旋转器械ProTaper按顺序（Sx、S1、S2、F1、F2、F3）预备到工作长度（图7-10-12）。

或是机用ProTaper预备到工作长度（图7-10-13）。

6. 超声预备根管（图7-10-14）。

7. 根管冲洗和润滑剂　常用2.6%和5.25%次氯酸钠溶液，具有较强的组织溶解能力、广谱抗菌性能及其润滑特性。另外，钙离子螯合剂可与钙离子结合，使根管壁的牙本质变软，有利于根管预备器械扩大根管。临床上常用17%EDTA，配合次氯酸钠能够润滑根管，有效去除玷污层（图7-10-15）。

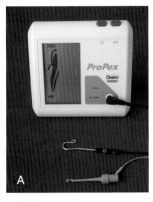
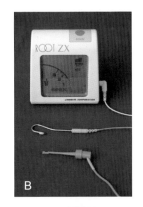
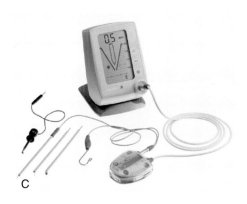
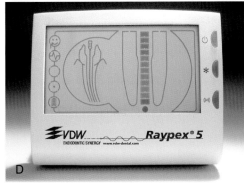
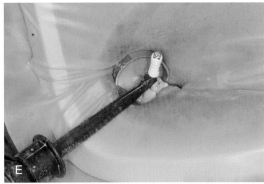

图7-10-10 电测法

A.ProPex根管测长仪　B.Root ZX根管测长仪　C.Elements根管测长仪；D.Raypex根管测长仪　E.根管测长仪测长

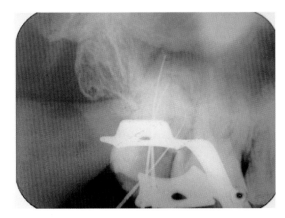

图7-10-11 插诊断丝拍摄牙片确定工作长度

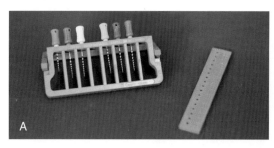
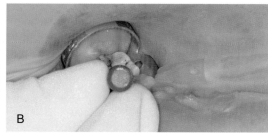

图7-10-12 手用镍钛旋转器械ProTaper预备

A.ProTaper共六根器械 B.根管预备

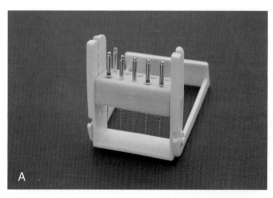
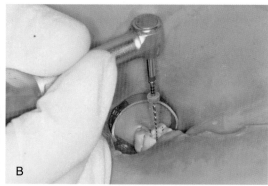

图7-10-13 机用镍钛旋转器械ProTaper预备

A.ProTaper共六根器械 B.根管预备

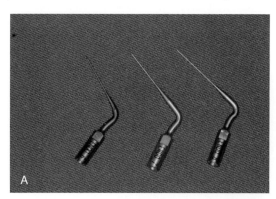
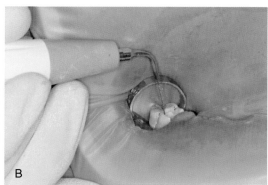

图7-10-14 超声预备根管

A.各种超声预备工作尖 B.超声预备根管

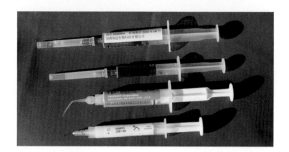

图7-10-15 各种根管润滑剂

三、根 管 消 毒

1. 方法　主要有四种：药物、超声、微波及激光消毒，其中药物和超声消毒最为常用（图7-10-16）。

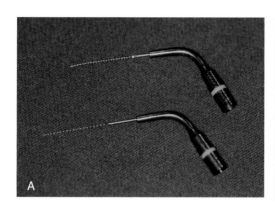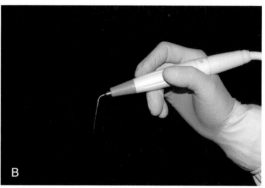

图7-10-16　超声荡洗根管
A.各种超声荡洗工作尖　B.超声荡洗根管

2. 根管消毒药物　根管消毒的药物很多，主要包括氢氧化钙制剂，醛、酚及抗生素。目前推荐使用氢氧化钙糊剂和碘制剂。

四、根 管 充 填

（一）充填时机
1. 已经过严格的根管预备和消毒。
2. 患牙无明显的叩痛和其他不适。
3. 根管预备完成后所封的暂封材料完整。
4. 根管无异味、无渗出液、无急性根尖周症状。
5. 根管充填必须在严格隔湿条件下进行。

（二）充填要求
三维充填，长度至根充挡，即牙本质牙骨质界，充填致密，X线片上应表现为根管内充填物致密，无透射区。

（三）充填技术
充填技术主要有侧方加压充填和垂直加压充填。

1. 垂直加压充填　主要步骤：①侧副根管和主根管尖1/3充填：选择垂直加压器→选择主牙胶尖→涂根管封闭剂→插入主牙胶尖→从根管口处切断牙胶→垂直加压→热软化并取出冠1/3牙胶→垂直加压→热软化并取出中1/3牙胶→垂直加压→热软化并取出少许尖1/3牙胶→垂直加压；②主根管冠2/3充填。

2. 侧方加压充填　主要步骤：选择侧方加压器→选择主牙胶尖→涂根管封闭剂→插入主牙胶尖→侧方加压→插入副尖→从根管口处切断牙胶→压紧牙胶。

（四）规范化操作

选择合适主牙胶尖进行试尖，可以达到工作长度，而且根尖段有一定夹持感，拍牙片后进一步确定主牙胶尖合适，然后进行根管充填。

以侧方加压充填为例，简述根管充填的规范化操作，步骤如下（图7-10-17~7-10-25）：

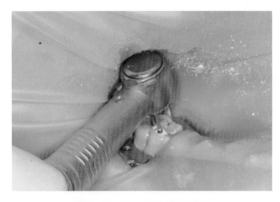

图7-10-17　去除暂封材料

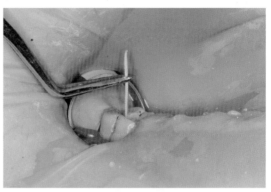

图7-10-18　纸捻吸干根管

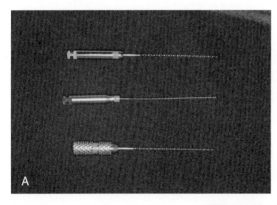

图7-10-19　输送根管糊剂
A.糊剂输送器　B.输送根管糊剂

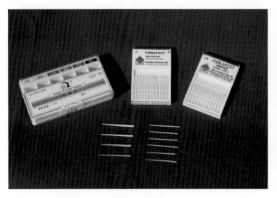

图7-10-20　各种不同锥度、直径的牙胶尖

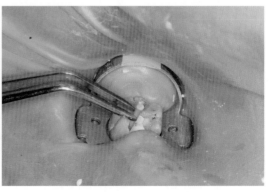

图7-10-21　插入主牙胶尖

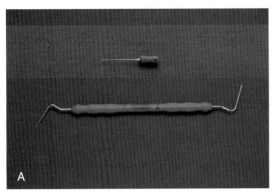

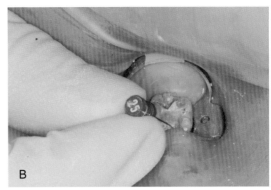

图7-10-22 侧压针侧方加压
A.各种侧压针 B.侧方加压

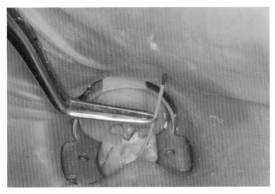

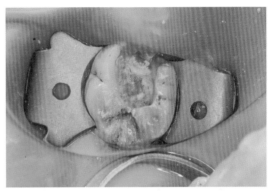

图7-10-23 插入副牙胶尖

图7-10-24 切断牙胶，完成根管充填

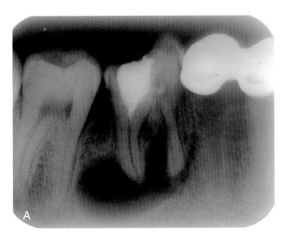

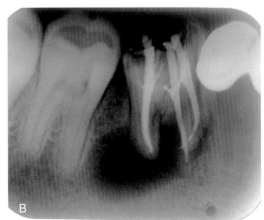

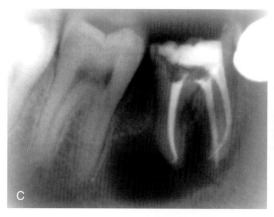
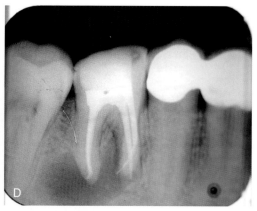
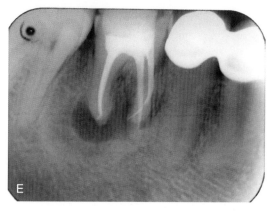

图7-10-25 RCT术前、术后和随访X线牙片
A.术前　B.术中试主尖　C.术后即刻　D.术后3个月　E.术后6个月

五、显微根管治疗术

　　显微根管治疗术是在牙科显微镜下，采用显微器械、超声工作尖等进行的根管治疗术。牙科显微镜能提供非常充足的光源进入根管，并可以将根管系统放大，使术者能看清根管内部的结构，直视下进行根管预备、根管消毒和根管充填。与传统的根管治疗术比较，显微根管治疗术具有明显优势，微创、精确、疗效高，可以完成传统方法很难甚至无法处理的病例。

　　1. 认清根管系统、避免根管遗漏　根管系统变异较大，同名牙的根管形态也不尽一致。由于增龄性变化以及龋病等外源性疾病的影响，根管系统会有较大变化。显微镜下可以清晰显示髓室底、根管口及根管壁的情况。

　　2. 疏通钙化根管　显微镜下可见修复性和继发性牙本质的颜色较暗，呈黑色或褐色，高倍放大时，可见修复性牙本质中央处的根管。显微镜下引导机用器械、超声工作尖等精确切削修复性或继发性牙本质，避免根管偏移和根管壁穿孔的发生。

　　3. 预备和充填C形根管　在显微镜的直视下，使用小号锉及5.25%的次氯酸钠结合超声冲洗彻底清理C形根管峡区，并通过垂直加压充填技术完成C形根管系统的充填。

　　4. 取出根管内分离器械　分离器械定位后，首先在显微镜下采用超声工作尖或GG钻等建立直线通路，暴露折断器械断端，采用超声工作尖建立旁路，震松后随水流取出。

5. 修补髓室底穿通和根管旁穿　使用显微镜精确定位穿孔及穿孔周围组织，将具有生物相容性的不可吸收性材料（如MTA等）修复穿孔。

6. 根管再治疗　在根管显微镜的辅助下，可以有效清除根管充填物和（或）阻塞物，发现弯曲根管的台阶并修整，完成根管预备。

7. 制备根尖屏障　根尖狭窄破坏时不能建立根尖止点，常规方法难以完成根管充填。需要采用MTA等材料在显微镜下完成根尖段屏障制备，以有效封闭根尖孔。

六、根管治疗后牙齿的修复

牙髓病患牙一般均有程度不等的牙体缺损，因此，牙髓治疗后，需要及时修复，恢复牙齿的形态和功能。除髓腔入口外牙体结构完整的患牙，前后牙都可以采用充填术直接修复；当牙体结构缺损但少于1/2时，前牙直接修复或牙本质钉辅助固位修复，后牙采用桩－核－冠或高嵌体修复；当牙体结构缺损超过1/2时，前后牙均需采用桩－核－冠修复。以下简介纤维桩、树脂核的临床规范化操作步骤。

1. RCT术后，首先去除暂封料，橡皮障隔离待修复牙齿（图7-10-26）。

2. 用Pesso钻去除牙胶尖直到确定长度（根长2/3，根尖段预留牙胶尖至少4mm）（图7-10-27）。

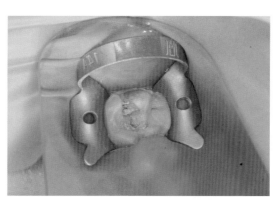

图7-10-26　术区橡皮障隔离

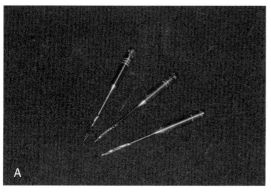
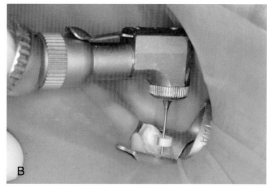

图7-10-27　Pesso钻预备桩道
A.Pesso钻1#、2#和3#　B.预备桩道

3. 用配套的钉道钻将根管扩大修形（图7-10-28）。

4. 试桩 将根管桩置入桩道内应没有动度，至少根尖1/2与预备的桩道紧密结合，冠1/2结合可以稍差（图7-10-29）。

5. 修整根管桩的切端，冠内长度至少3mm，能够为修复材料提供足够支持和固位。

6. 根管内涂布牙本质处理剂（图7-10-30）。

7. 粘接树脂置于根管内和纤维桩周围，纤维桩就位，光固化（图7-10-31）。

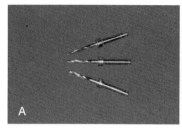
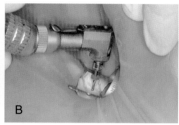
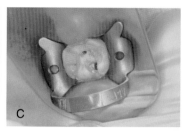

7-10-28 钉道钻扩大修形
A.纤维桩配套钉道钻 B.钉道钻扩大修形 C.桩道预备完成

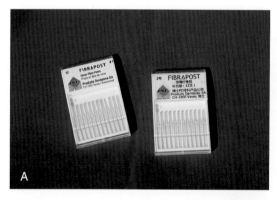
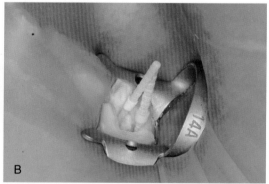

图7-10-29 试桩
A.各种纤维桩 B.纤维桩试桩

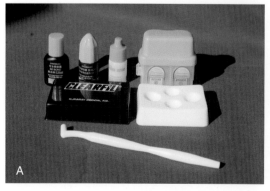
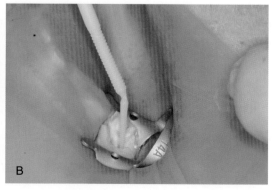

图7-10-30 根管内涂布牙本质处理剂
A.纤维桩粘接剂系统 B.根管内涂布牙本质处理剂

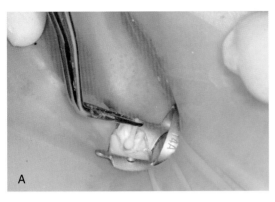
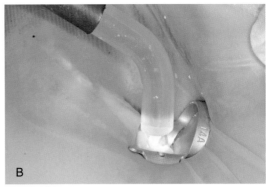

图7-10-31 粘桩
A.纤维桩就位 B.光固化20s

8. 制作树脂核（图7-10-32）。

9. 调𬌗、修形、抛光，拟牙体预备，取模制作全冠（图7-10-33）。

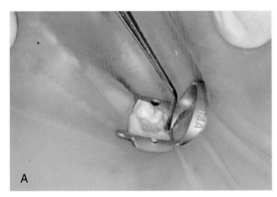
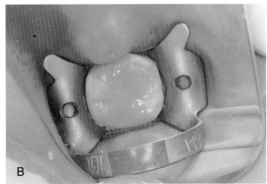

图7-10-32 制作树脂核
A.制作树脂核 B.树脂核完成后

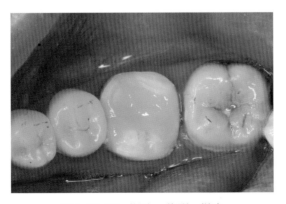

图7-10-33 调𬌗、修形、抛光

第十一节　窝沟封闭术和根尖诱导成形术

一、窝沟封闭术

儿童初萌的后牙钙化不足，耐酸性差，其表面有许多深浅不一的沟裂，即窝沟，容易堆积食物残渣、滋生细菌发酵产酸而导致牙齿龋坏，其发生龋病的可能性是其他部位的数倍。窝沟封闭是指在乳、恒磨牙萌出后的早期，将牙齿表面清洁处理后，涂布窝沟封闭剂，使之渗入牙齿的窝、沟、裂部位，光照固化后与牙齿硬组织结合，以填塞窝沟、裂隙，隔绝致龋物质对牙齿的侵害，它是预防儿童、青少年龋齿最有效最简便的方法之一。窝沟封闭后，牙齿表面原本较深的窝沟、点隙变浅，从而使牙齿容易清洁、食物残渣不易滞留，细菌不能进入，有效地预防和减少窝沟龋发生，实际上是相当于给牙齿涂了一层保护层。窝沟封闭最早应用于1967年，而在1971年被美国牙科协会正式认证。

（一）适应证与年龄

窝沟封闭适用于萌出后不久、窝沟深、尚未发生龋坏的后牙。在牙齿萌出后的4~5年内越早做越好，通常而言，窝沟封闭应做3次：3~4岁时封闭乳磨牙（8颗）；6~7岁左右封闭第一恒磨牙；10~12岁左右封闭前磨牙和第二恒磨牙。所有适龄儿童都应考虑进行窝沟封闭，如果乳牙的龋齿就非常多，那么在"六龄牙"（即第一恒磨牙）完全萌出后，就一定要及时进行恒牙的窝沟封闭。

（二）规范化操作

1. 术前评估　选择好适应证，只有没有龋坏或者由窝沟浅龋的牙齿适合进行窝沟封闭（图7-11-1）。如果检测到微小的龋坏，可以采用窝沟成型钻进行龋坏清理，如果龋坏较多时，需要进行牙体充填修复，而不可以进行窝沟封闭。

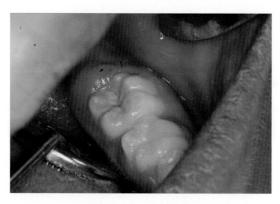

图7-11-1　术前检查

2. 所需材料　封闭剂、窝沟毛刷、酸蚀剂、计时器、车针、清洁剂等（图7-11-2）。

3. 清洁牙齿　使用特殊的毛刷配合专用的清洁剂仔细地为需要治疗的牙齿进行清洁，将牙齿表面以及窝沟裂隙内的杂质和细菌尽可能去除干净，去除牙面、窝沟内的软垢、菌斑和其他残留物后，采用抛光膏进行牙面抛光（图7-11-3）。

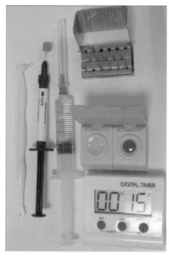

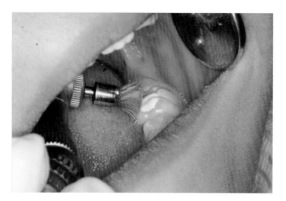

图7-11-2　窝沟封闭所需材料　　　　图7-11-3　彻底清洁需要窝沟封闭的牙面

4. 冲洗　去掉牙齿表面所有清洁、抛光材料。

5. 隔湿　棉卷隔湿（图7-11-4），推荐使用橡皮障进行隔湿（如果使用橡皮障，应该在抛光牙面之前应用）。

6. 酸蚀　吹干牙面，酸蚀窝沟牙面，使用特殊比例的磷酸涂抹在牙齿表面（酸蚀剂有胶状的或液体的），酸蚀时间按照产品说明进行，范围仅限于需要封闭的位置（图7-11-5）。

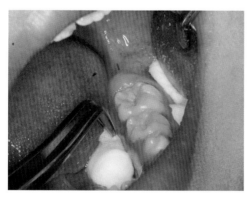

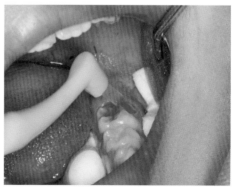

图7-11-4　牙面清洁后隔湿、吹干　　　　图7-11-5　酸蚀剂酸蚀牙面

7. 干燥　酸蚀后，一般应该使用流动的清水冲洗酸蚀部位20秒以上，以免残余的酸蚀剂破坏其他牙体组织。更换隔湿棉卷，吹干牙面至白垩色（图7-11-6）。如果此时牙面被唾液污染，重复第6、7步。这一步非常重要，因为如果牙齿表面是湿润的或者又有唾液流到牙齿表面的话，硬固后的封闭剂会早期脱落，影响治疗效果。

8. 封闭　在需要封闭的部位处涂抹封闭剂，并且使它充分流到窝沟、点隙内（图7-11-7），使用特殊波长的光线照射被治疗的牙齿（图7-11-8）。去除隔湿材料，牙面冲洗。

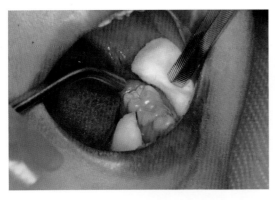

图7-11-6　酸蚀后牙面呈白垩色

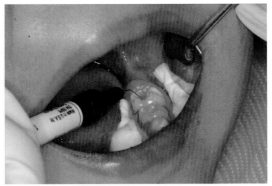

图7-11-7　窝沟部分涂布封闭材料

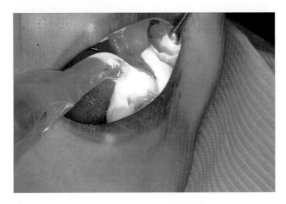

图7-11-8　光固化照射封闭剂

9. 检查咬合　使用咬合试纸检查是否有不正常的突起部位，如果有的话，使用慢速的牙钻把它磨平（图7-11-9、7-11-10）。这样做的目的是避免存在咬合高点，不致影响咬合和咀嚼功能，使颞下颌关节的功能发生紊乱，产生颞下颌关节紊乱病。

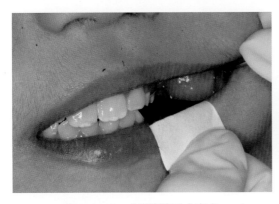

图7-11-9　术后调磨咬合高点

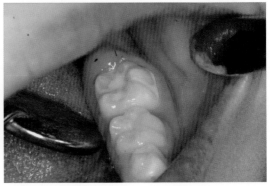

图7-11-10　窝沟封闭术后

10. 术后注意事项　窝沟封闭不意味着牙齿不再龋坏，仍要注意保持口腔卫生，切忌食过黏食物。而且，做一次窝沟封闭并非一劳永逸，应每6个月到医院检查一次，如有脱落，应及时重新封闭。一直到孩子能够自主、细心地清洁自己的牙齿。只要封闭剂能够完整存在就可起到防龋的作用，如不脱落，其防龋效果高达90%以上。

二、根尖诱导成形术

根尖诱导成形术是指牙根未完全形成之前而发生牙髓坏死或尖周炎症的年轻恒牙，在消除感染或尖周炎症的基础上，用药物诱导根周组织形成类牙骨质，使牙根继续发育并使根尖形成的治疗方法。该方法最早应用于20世纪60年代。根尖诱导成形术的关键是去除根管内的感染物质，并通过药物诱导作用，保护牙乳头及上皮根鞘的活性，促使牙根继续发育和根尖形成。

（一）适应证

各种原因（外伤或者畸形牙尖折断等）导致的牙根未发育完成、根尖未闭合而牙髓发生坏死或者根尖周炎症的年轻恒牙。

（二）操作规范

1. 检查 临床检查牙髓活力，术前拍摄X线片确定牙根的发育状态和尖周感染范围（图7-11-11）。临床检查发现左下第二前磨牙畸形尖折断，牙髓无活力 X线片示35牙呈喇叭口状，牙根短，根尖未闭合（图7-11-12）。

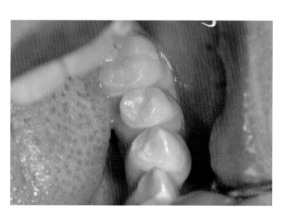 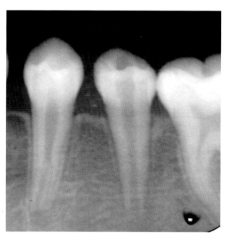

图7-11-11 临床检查左下第二前磨牙𬌗面畸形尖折断、牙髓无活力   图7-11-12 X线片显示患牙根尖未闭合

2. 确定工作长度 开髓，采用X线片确定根管长度（图7-11-13）。由于年轻恒牙牙根发育停滞，根尖孔未形成，电子测长仪一般不准确，需要进行X线测量工作长度。

3. 清理 扩孔钻去除根管感染物质，根管冲洗液冲洗根管，注意不要超出根管而损伤尖周组织。

4. 封药 根管干燥后，充填诱导药物，最常用的是氢氧化钙制剂（图7-11-14），注意药物不要超出根管（图7-11-15）。近年也有应用MTA进行根尖诱导成形的研究。

5. 定期复查 X线片检查药物吸收情况，必要时换药，直至根尖硬组织屏障形成，根尖延长或者闭合，此时可以进行根管永久充填和牙体修复（图7-11-16）。

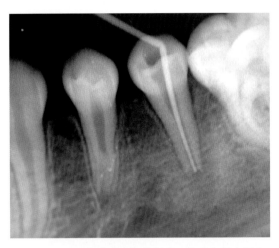

图7-11-13　X线片确定根管长度。注意勿超出根尖

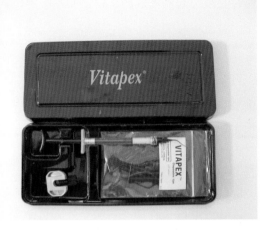

图7-11-14　氢氧化钙制剂Vitapex

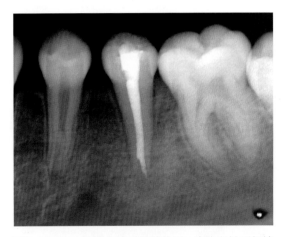

图7-11-15　根管充填诱导药物后X片检查是否超填

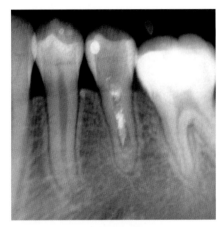

图7-11-16　15个月后牙根延长、根尖闭合

（三）操作的注意事项

1. 彻底清除根管内感染物质。

2. 应根据根尖片测量工作长度，拔髓及预备根管时器械不能穿出根尖孔，不能封刺激性强的药物，氢氧化钙糊剂根充时不要出根尖孔。

3. 术后应定期复查更换药物。

4. 根尖诱导成形术的疗效和牙髓根尖周病的程度及儿童健康状况、牙齿发育程度有关。

5. 疗程较长应定期复查，根尖形成后应换永久根充材料避免再发感染。

第十二节　牙　拔　除　术

牙拔除术是口腔外科最基本、应用最广泛的手术，也是治疗某些牙病和由其引起的局部或全身疾病的手段。口腔医师不仅要掌握规范的拔牙技术，还要深入了解拔牙的适应证和并发症，预防不良后果的发生。

一、适 应 证

各种因牙体、牙周、正畸和外科等治疗需要不能保留的牙齿。

二、术 前 准 备

（一）掌握适应证、了解拔牙术的难易程度

1. 确定拔哪个牙，适应证选择是否正确。

2. 局部和全身状况评估，确定目前能不能实施拔牙术。

3. 阻生牙、埋伏牙及异位牙需拔除者，需要摄X线片或牙科CT，术前定位，充分估计手术的难度（图7-12-1）。

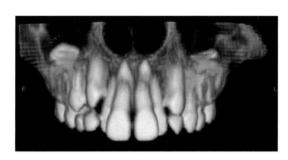

图7-12-1 牙科CT确定阻生牙位置

（二）患者的心理准备

1. 与患者充分交流，使患者明确并理解拔牙治疗的目的。

2. 建立良好的医患合作关系，减轻其害怕心理。

3. 治疗室应有良好的环境。

（三）术者的位置与患者的体位

详见规范化操作体位章节。

（四）器械准备

1. 专科用器械 牙龈分离器、牙挺、牙钳、刮匙、骨凿、骨锤、切割器械等（图7-12-2）。

2. 辅助用设备 照明用光源、口内灯、纤维光源及心电监护仪等。

（五）手术准备

1. 口内卫生状况不良的患者，应在拔牙前作适当治疗，如行洁牙术等。

2. 口腔消毒可选用1∶1000氯己定、1∶5000高锰酸钾液或口洁素液含漱。

3. 麻醉注射和手术区常用1%碘酊消毒。

4. 术者在每位患者拔牙前均应常规洗手。拔除复杂牙的患者，应用75%的乙醇消毒口周，铺无菌巾，医师戴无菌手套进行手术。

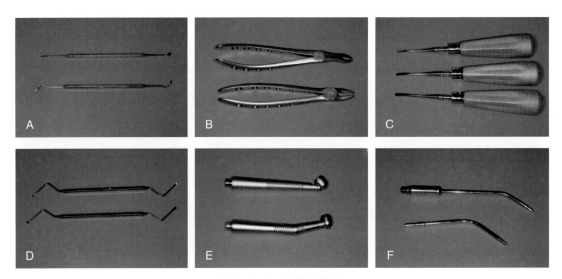

图7-12-2　专科用器械

A.牙龈分离器　B.牙钳　C.牙挺　D.刮匙　E.外科切割钻　F.吸引器

（六）麻醉

1. 根据患者的情况选用麻醉药。

2. 阻滞或浸润麻醉所需拔除患牙的相应神经，待客观检查麻醉完善后方可进行手术。

三、一般牙拔除术

一般牙拔除术，是指不复杂的拔牙术，即常规用钳、挺即能顺利地将牙拔除。

（一）适应证

各类的简单牙、残根、残冠等。

（二）操作步骤

1. 分离牙龈　牙龈紧密附着于牙颈部，拔牙时必须仔细将其分离，以避免牙齿拔除时撕裂牙龈。拔牙时将牙龈撕裂，易导致术后牙龈出血（图7-12-3）。

2. 挺松患牙　对坚固不松动的牙、死髓牙、冠部有大的充填物或牙冠破坏较大时，应先用牙挺将牙挺松至一定程度，然后换用牙钳（图7-12-4）。

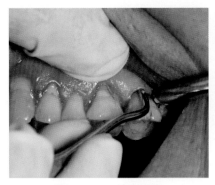

图7-12-3　分离牙龈

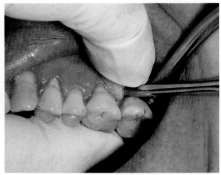

图7-12-4　挺松患牙

3. 安放拔牙钳

（1）首先正确选用拔牙钳。

（2）正确安放拔牙钳，注意保护周围组织。

（3）夹紧牙体，注意喙尖应尽量伸向根方，即夹持在牙颈部下方的牙骨质处，而不是在釉质上；夹紧的程度为做脱位运动时，钳喙不滑动为宜。

（4）颊舌向摇动牙钳时，要确定钳喙不伤及邻牙。

（5）再一次核对牙位。

4. 拔除患牙　牙钳夹紧后，拔牙力的应用主要有三，即：摇动、扭转（上前牙）和牵引（拔除）（图7-12-5）。

5. 拔牙创的检查与处理　拔牙后应检查拔除的牙根是否完整。对多根牙或多个残根拔除时，应检查牙根数目是否符合。检查牙龈有无撕裂，如有应缝合，以免术后出血（图7-12-6）。

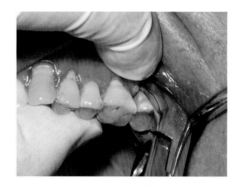

图7-12-5　牙钳拔除患牙

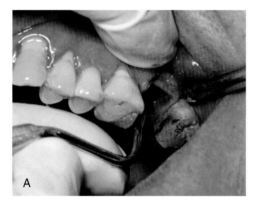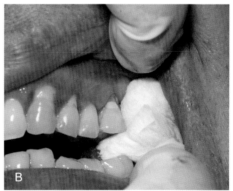

图7-12-6　拔牙创的检查与处理
A.挖匙清理　B.牙槽骨复位，压迫止血

（三）注意事项和操作技巧

牙龈分离器分离牙龈的附着要彻底，避免拔牙时牙龈撕裂；牙挺的挺刃最佳位置为患牙的近中邻面与颊侧交界处的牙与牙槽骨间，牙挺的旋转应向牙长轴殆面且有保护；牙钳的摇动，应根据不同牙根的形态、数目及牙槽骨的解剖结构而定。注意刮匙的使用方向和力度，不可粗暴用力，防止损伤其深面的恒牙胚或刺穿上颌窦黏膜。

四、复杂牙拔除

临床上大部分需拔除的非阻生牙齿可采用基本拔牙技术（牙钳拔牙术），但许多牙齿因特殊情况难以采用常规拔牙方法完成，称之为复杂牙。

（一）适应证

牙冠脆、大面积龋坏、容易被牙钳夹碎；牙周骨质增生、根骨粘连患牙；牙根异常

（肥大、弯曲、过长、过细和根分叉过大等）。

（二）操作

1. 分离牙龈（图7-12-7）。

2. 外科切割钻分根或去骨增隙（图7-12-8）。

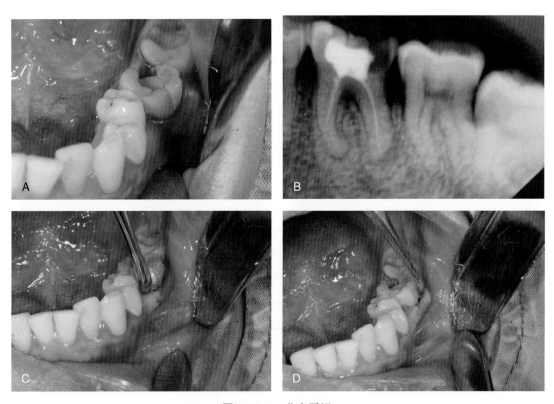

图7-12-7 分离牙龈

A.左下第一磨牙牙冠大范围龋坏及合面较大修复体，颊侧可见裂纹，牙冠易碎，不宜夹持　B.牙片显示牙根弯曲度大，根尖膨大　C、D.采用牙龈分离器围绕牙颈部分离牙龈

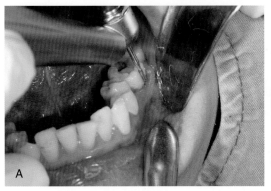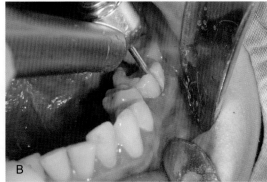

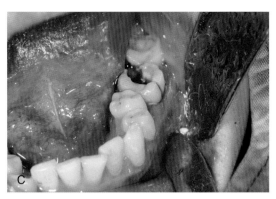
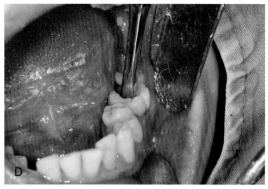

图7-12-8 分根去骨

A、B.采用切割钻自颊面沟向舌侧分割牙齿，切割深度应位于根分叉以下　C.切割后牙齿情况　D.牙挺插入磨开的裂隙中，轻轻旋转折裂牙齿

   3. 挺松患牙（图7-12-9）。

   4. 牙钳拔除（图7-12-10）。

   5. 拔牙窝处理（图7-12-11）。

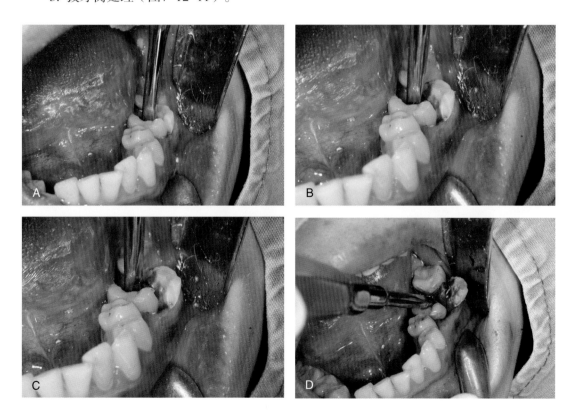

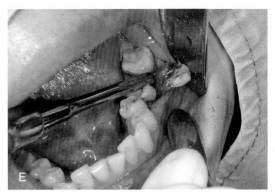
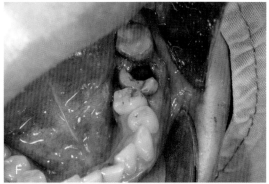

图7-12-9 牙挺挺松牙齿的近远中根，将远中部分挺出

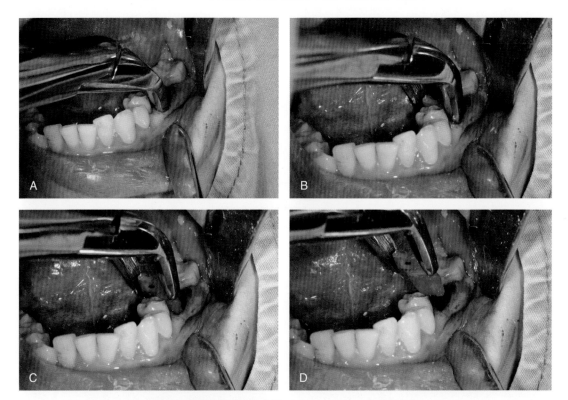

图7-12-10 采用根钳夹持近中根，摇动，牵引并拔除

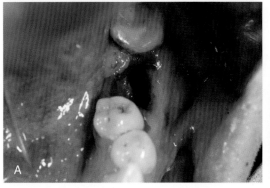
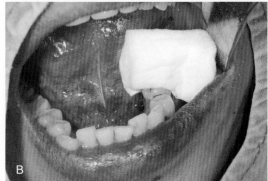

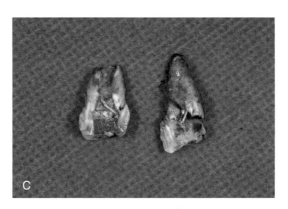

图7-12-11 拔牙窝处理
A.清洁拔牙创　B.咬棉条止血　C.拔除的牙齿

（三）注意事项和技巧

切割时钻针的深度要达到根分叉以下，牙挺的挺刃应尽量向下置于根分叉处，轻轻旋转，而非撬动，不然容易造成牙冠的折裂，而达不到分根的目的；如果根骨粘连严重，分根后仍不能挺松，可采用钻针沿牙根长轴方向去骨并增隙，解除粘连。总之，通过多根牙的分根操作，使多根牙变为单根牙，通过牙根周围的去骨和增隙使复杂牙变为简单牙。

五、外科阻生牙拔除术

牙齿阻生严重或埋藏牙拔除时常常需要切开软组织、翻瓣、去骨和（或）分割牙齿的外科技术，然后才能将牙齿拔除。

（一）适应证

各类阻生牙、埋藏牙和需翻瓣、去骨显露的复杂牙。

（二）器械配置

阻生牙拔除器械：口腔镊、口镜、牙龈分离器、牙挺、牙钳、刮匙、骨凿、骨锤、刀柄、小圆（尖）刀、线剪、持针器、血管钳、缝合针、缝线及口腔科用切割牙齿的气涡轮设施（图7-12-12）。

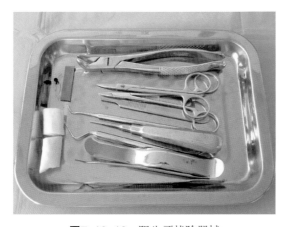

图7-12-12 阻生牙拔除器械

（三）拔除方法

1. 右下颌埋藏第三磨牙

（1）术前检查（图7-12-13）。

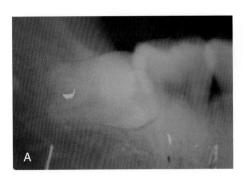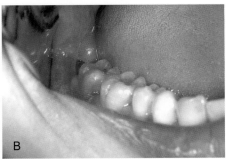

图7-12-13 阻生牙拔除术前检查

A.术前牙片　B.口内情况

（2）体位：患者取坐位或仰卧位，面部与口腔内常规消毒，铺无菌巾。

（3）麻醉：除常规的下齿槽神经和颊神经阻滞麻醉外，可在患牙颊侧做黏膜下浸润补充麻醉。麻药最好用2%利多卡因加肾上腺素，以减少出血。

（4）切开及翻瓣：用于阻生第三磨牙拔除的组织瓣设计主要有两种类型，没有松弛切口的翻瓣（牙龈沟内切口、翻瓣）或是有前部松弛切口的翻瓣（三角形瓣），其中三角形瓣更适合初学者，视野暴露充分，易于掌握（图7-12-14）。

（5）去骨：去骨的目的在于显露牙齿，变埋藏牙为萌出牙；增隙并获得牙挺的支点

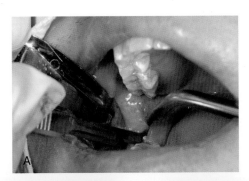

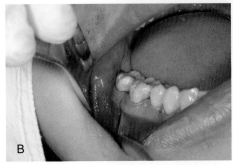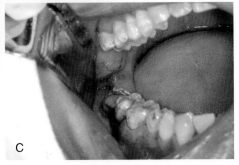

图7-12-14 切开及翻瓣

A.远中切口　B.颊侧切口　C.翻瓣显露牙齿

（图7-12-15）。

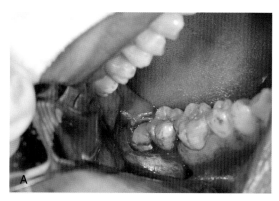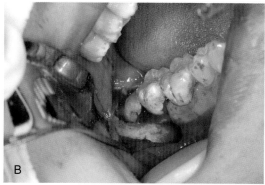

图7-12-15 去骨
A.去除殆面部分骨质 B.去除颊侧部分的骨

（6）牙的切割和挺出：当牙冠被暴露以及适量的骨质被去除后，接下来就是如何将牙从牙槽窝内挺出。如阻力过大，则需考虑将牙切割后分块拔除。牙的切割主要可以解除牙冠的近中邻牙阻挡和根部骨阻力（图7-12-16）。

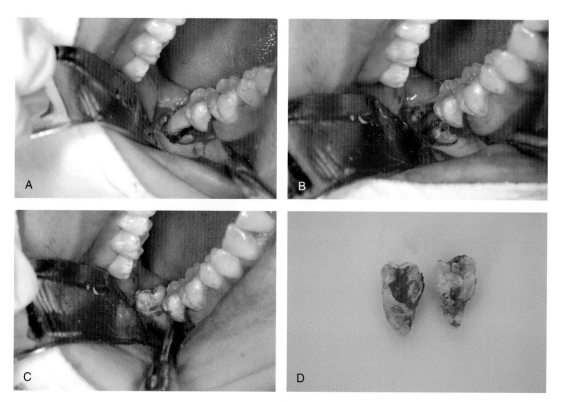

图7-12-16 分根挺出患牙
A.用切割手机在颊侧根分叉分割 B.挺出远中根 C.挺出近中根 D.拔除的牙齿

（7）缝合：拔除所有牙碎片后，仔细检查牙槽窝，保证拔除了整个牙齿。清理牙槽窝内的碎片和残留物，以免造成术后感染。缝合时，先定点缝合组织瓣的解剖标志点，如切口的切角和牙乳头，避免缝合时组织瓣移位（图7-12-17）。

2. 上颌埋藏多生牙拔除

（1）软组织瓣设计与切开（图7-12-18）。

（2）翻瓣显露患牙表面骨质（图7-12-19）。

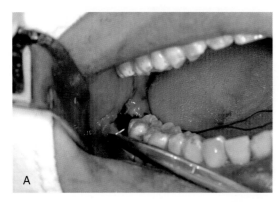
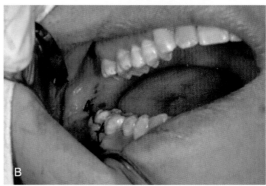

图7-12-17　缝合

A.远中缝合　B.颊侧缝合

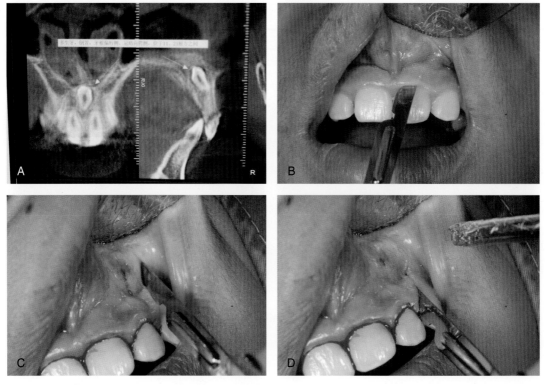

图7-12-18　埋藏多生牙定位与软组织切开

A.牙科CT显示埋藏多生牙位置　B.唇侧龈沟内切口；C.于左侧侧切牙远中做辅助切口　D.切开形成三角瓣

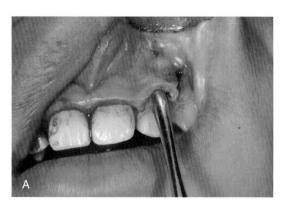
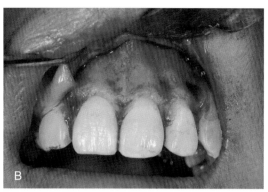

图7-12-19 翻瓣并显露患牙表面骨质
A.自三角瓣尖端开始于骨膜下全层翻瓣 B.显露上颌埋藏多生牙位置

（3）去骨和增隙显露埋藏牙（图7-12-20）。
（4）挺松并取出埋藏牙（图7-12-21）。
（5）软组织瓣复位、缝合（图7-12-22）。

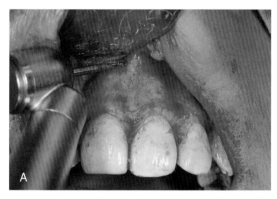
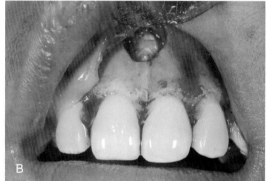

图7-12-20 去骨显露埋藏牙
A.在定位好的患牙表面磨除少量骨质，寻找埋藏在骨质内的患牙 B.继续增隙、扩大并显露埋藏多生牙

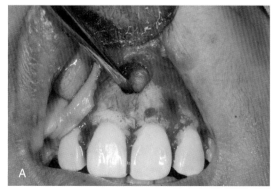
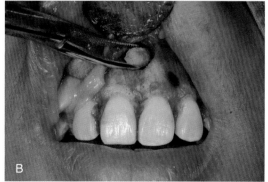

图7-12-21 挺松并拔除埋藏牙
A.采用细挺挺松患牙 B.使用根钳或止血钳钳夹取出埋藏牙

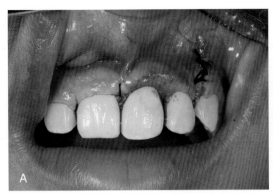
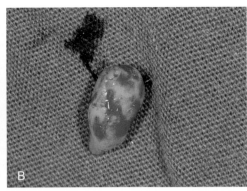

图7-12-22 复位并缝合软组织瓣

A.冲洗拔牙窝，复位并缝合软组织瓣　B.拔除的埋藏牙

（四）操作技巧和注意事项

1. 下颌第三磨牙常采用三角形切口。远中切口应在第二磨牙远中面的中央或远中颊角处，切口太偏舌侧则不易翻开，同时会增加损伤舌神经的可能性；颊侧松弛切口不宜到达或超过前庭沟底，以免引起颊侧肿胀。切开时应直达骨面，做黏骨膜全层切开。大多数情况可不做颊侧切口，而是将远中切口沿第二磨牙颊侧颈部龈沟缘稍向前方延伸，即可获得良好的显露。

2. 去骨最好用骨钻，去骨的最佳部位为埋藏牙𬌗面和颊侧部分的骨质，远中骨质必要时也可考虑去除。去骨量取决于牙在骨内的埋藏深度、倾斜情况及根的形态等。颊侧去骨应磨出沟槽，沟槽减少了去骨量并可作为牙挺的支点。

3. 下颌第三磨牙的切割应深达根分叉，并以沟槽式进行，舌侧应保留1cm牙体组织，避免损伤舌神经。

4. 对于各种埋藏牙尤其是埋藏多生牙的术前拍片定位至关重要。总之，通过合理的切开翻瓣、去骨、分割，使埋藏牙变为萌出牙，使复杂牙变为简单牙，从而顺利拔除，有利于控制并减少并发症的发生。

六、拔牙后处理及术后注意事项

1. 刮净牙窝内不良肉芽、牙碎片及骨碎片等。

2. 去除过高的牙槽中隔。

3. 牙龈撕裂或拔牙创过大者应予以缝合。

4. 挤压复位牙槽骨内、外骨板。

5. 避免唾液流入拔牙窝内，新鲜血液充满牙窝后，用棉条或纱条覆盖拔牙创，嘱患者咬紧，0.5~1小时后轻轻吐出。

6. 拔牙2小时后可进食，但不宜吃过热过硬食物。

7. 当天不要漱口，也勿用舌舔创口。

8. 拔牙24小时内唾液中混有淡红血水属正常现象。如因流血不止或不断吐出血块，则应及时处理。

9. 创口缝线5~7天拆除。

10. 如拔牙术中创伤大、时间长等，术后可适当应用抗生素、止痛剂及预防水肿的药物。

第十三节 牙种植术

牙种植术是指按照外科手术的原则和方法，在上、下颌骨缺牙区牙槽嵴的特定位置上，以特定角度制备柱形、锥形等特定形状的窝洞，选择并植入特定的牙种植体以修复缺牙的治疗过程。

根据植入方式的不同，牙种植术又可以分为埋置式（两期法）和非埋置式（一期法）两种，这里以埋置式手术为例，简单介绍牙种植围术期的规范化操作过程。

一、种植病例选择与术前准备

1. 对于要求进行种植修复的患者，首先应该详细了解全身及口腔疾病史，初步排除全身及局部种植禁忌证（例如严重的呼吸、循环等系统性疾病，局部的软硬组织急性炎症、肿瘤等病变），评估并确认种植风险因素（例如吸烟、糖尿病等），必要时采取相应治疗措施以尽可能降低种植治疗的风险。

2. 常规术前检查，重点是口内检查及X线检查（图7-13-1、7-13-2）。

3. 设计种植方案（图7-13-3），确定使用种植体的品牌、直径及长度等具体规格，患者签署种植治疗的知情同意书。

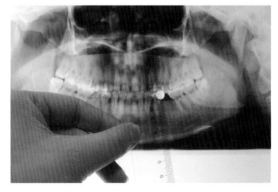

图7-13-1 简单种植病例可在口腔全景片上按照标准钢球放大比例进行测算

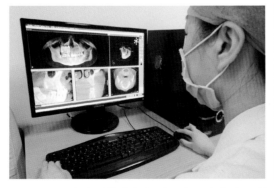

图7-13-2 复杂种植病例应采用专用软件对CT数据三维重建后进行计算机辅助测量

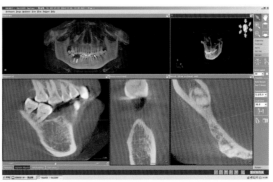

图7-13-3 专用软件进行种植体手术的计算机辅助设计

二、种植一期手术（以一枚直径4.3mm、长度10mm的锥形种植体为例）

1. 巡回护士洗手后进入种植手术室（图7-13-4），检查种植机，核对手术器械包消毒日期及所需种植体型号，注意种植体应多准备几种型号以备手术方案临时调整。种植机由主机、脚踏开关、马达及手机组成，其工作模式、转速及扭矩等参数可以通过主机面板或者脚踏开关进行控制（图7-13-5）。

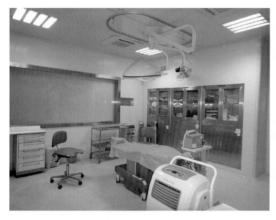

图7-13-4 种植手术室的环境

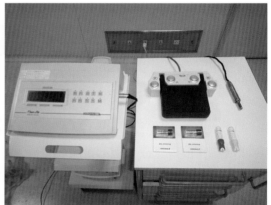

图7-13-5 种植机

2. 患者穿戴消毒鞋帽后进入手术室，仰卧位，根据种植部位调整手术床及灯光角度。

3. 术者及助手换洗手衣并进行外科洗手，术区局部阻滞或浸润麻醉后消毒铺单，连接种植机、吸引器，摆放好种植手术器械（图7-13-6）。

4. 牙槽嵴顶全层切开黏骨膜，翻瓣并将软组织瓣向两侧牵引，完全显露种植区牙槽嵴顶部（图7-13-7）。

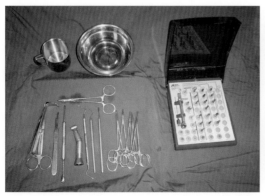

图7-13-6 种植外科工具盒和其他必需外科器械

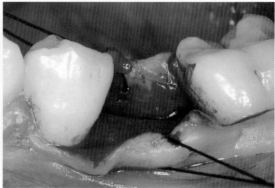

图7-13-7 翻瓣

5. 刮匙刮除骨面残留的软组织（图7-13-8），大球钻平整牙槽骨骨面（图7-13-9），小球钻打孔确定种植位点（图7-13-10），中球钻将孔扩大，便于先锋钻钻入（图7-13-11）。

6. 先锋钻钻入，初步确定种植体植入方向（图7-13-12），用方向指示杆确认种植体植入方向良好（图7-13-13）。

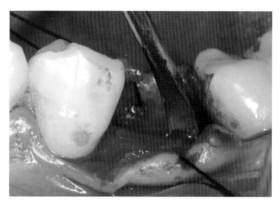

图7-13-8 用刮匙刮除牙槽骨表面的软组织

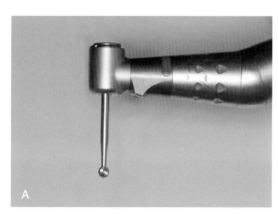
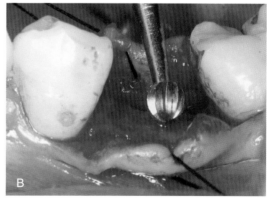

图7-13-9 平整牙槽骨骨面
A.大球钻 B.平整骨面

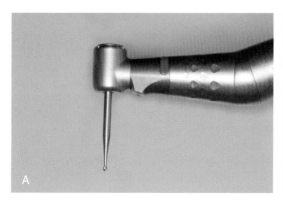
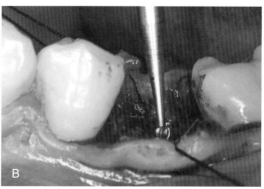

图7-13-10 初步确定植入位点
A.小球钻 B.牙槽嵴顶适当位置打孔初步确定植入位点

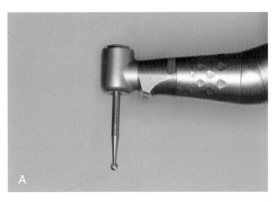 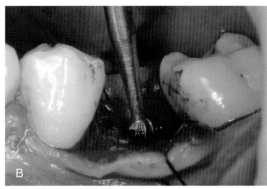

图7-13-11　扩大种植定位孔洞
A.中球钻　B.扩大种植定位孔洞

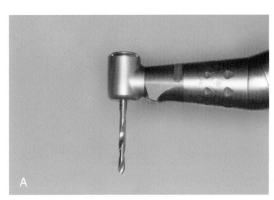 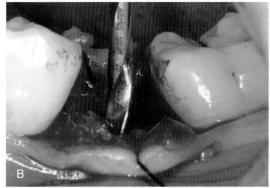

图7-13-12　初步确定种植体植入方向
A.先锋钻　B.钻入深度约6mm

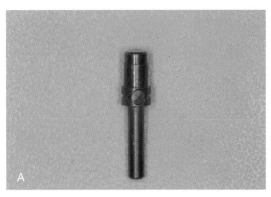 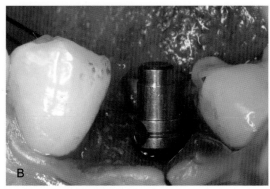

图7-13-13　确认种植体植入方向良好
A.方向指示杆　B.插入种植窝洞中

7. 逐级使用扩孔钻预备窝洞（图7-13-14、7-13-15），其过程中可随时以适合直径的方向指示杆插入种植窝洞中确认植入方向（图7-13-16）。

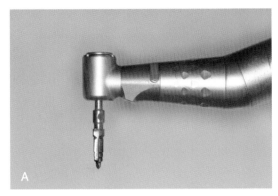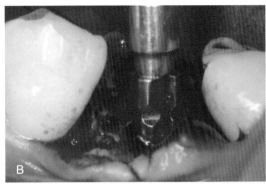

图7-13-14 使用扩孔钻预备窝洞
A.直径3.5mm扩孔钻　B.扩大种植窝洞

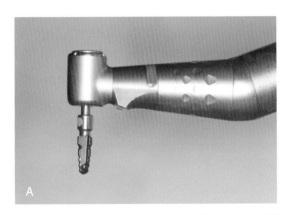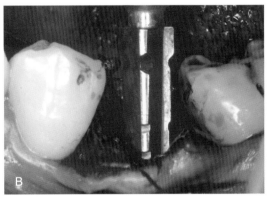

图7-13-15 继续逐级扩大种植窝洞
A.直径4.3mm扩孔钻　B.继续扩大种植窝洞

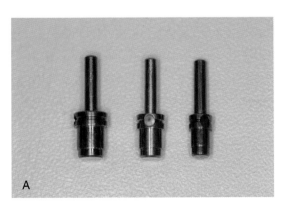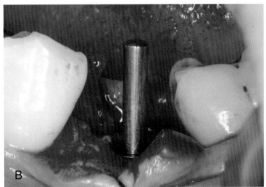

图7-13-16 确认种植体植入方向
A.直径由细到粗的三个方向指示杆　B.3.5mm直径的方向指示杆插入种植窝洞

8. 对于骨质较硬的区域，可选择使用皮质骨钻（图7-13-17）以及攻丝钻（图7-13-18）。

9. 巡回护士核对种植体外包装，并将无菌的内芯打到手术台上（图7-13-19），术者使用种植体携带器连接所需的种植体（图7-13-20），旋入预备的窝洞内（图7-13-21）。

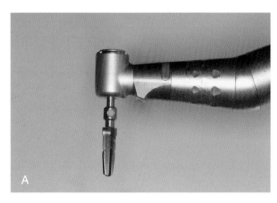
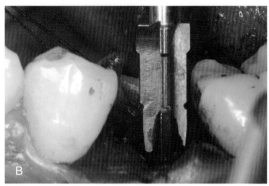

图7-13-17 使用皮质骨钻预备窝洞
A.皮质骨钻 B.皮质骨钻预备种植窝洞

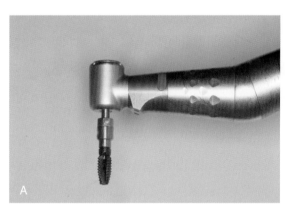
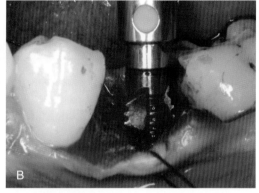

图7-13-18 使用皮质骨钻预备窝洞
A.攻丝钻 B.在预备好的种植窝洞内进行攻丝

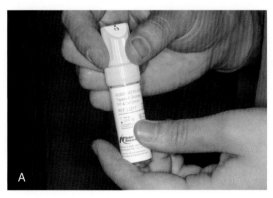
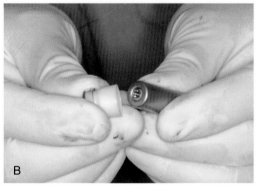

图7-13-19 核对种植体外包装并将无菌的内芯打到手术台上
A.种植体外包装 B.无菌的种植体内芯直接打到手术台上

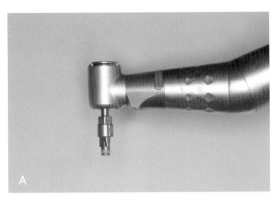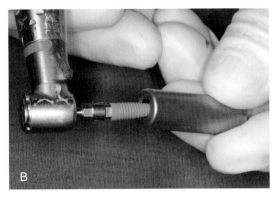

图7-13-20 使用种植体携带器连接所需的种植体
A.种植体携带器　B.携带器与种植体连接

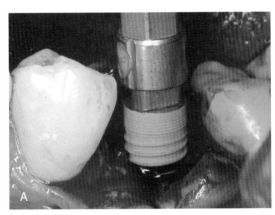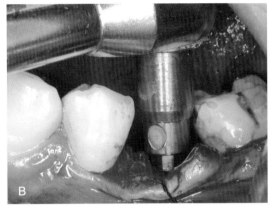

图7-13-21 植入种植体
A.利用种植机在扭矩模式下旋入　B.利用棘轮扳手手工旋入

【备注】种植体生产厂家的产品规格不同，其种植器械也有一定的差别，其转速选择可根据操作手册及实际情况来选择。

10. 旋上覆盖螺丝，稍加力（图7-13-22），关闭切口（图7-13-23）。建议术后给予必要的预防感染措施。

11. 7~10天后复诊，拆除缝线。

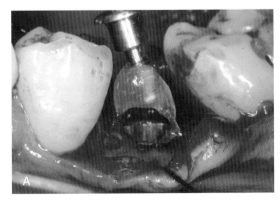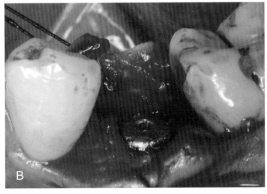

图7-13-22 旋上覆盖螺丝，稍加力
A.种植体覆盖螺丝　B.旋紧覆盖螺丝

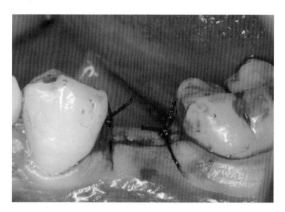

图7-13-23　切口缝合后

三、种植二期手术（以一枚直径5.0mm的种植体为例）

种植二期手术是指在种植体发生骨结合之后（一般需要3~6个月），采用外科方法显露种植体覆盖螺丝，并将其更换为愈合帽从而穿出黏膜的手术过程。

1. 局麻下于种植区牙槽嵴顶切开黏骨膜，或用专用环切刀切除部分黏膜，显露种植体覆盖螺丝并用螺丝刀旋出（图7-13-24）。

2. 旋上愈合帽并使其顶端暴露于口腔内（图7-13-25），必要时可行牙龈成形术。

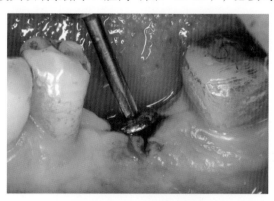

图7-13-24　旋出覆盖螺丝

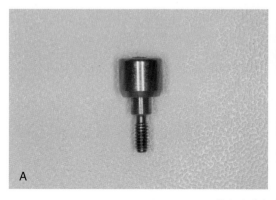
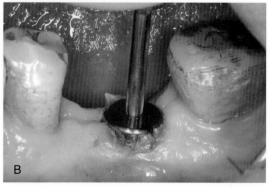

图7-13-25　旋上愈合帽并使其顶端暴露于口腔内
A.愈合帽　B.旋紧愈合帽

四、种植模型制取

1. 检查愈合帽未发生松动（图7-13-26），旋下愈合帽并安放取模柱（图7-13-27），必要时可用X线片确认完全就位。

2. 选择合适托盘，用聚醚或硅橡胶等材料取模。

3. 取模完成后旋下取模柱，旋回愈合帽；然后将旋下的取模柱与种植体替代体连接后旋紧（图7-13-28），准确复位到印模中（图7-13-29），检查其是否正确就位（图7-13-30）。

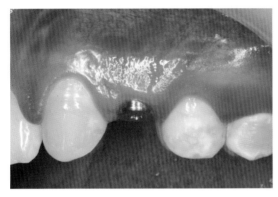

图7-13-26 确认愈合帽未松

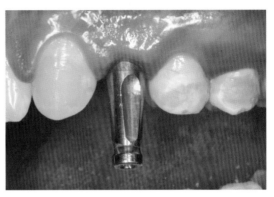

图7-13-27 旋上取模柱

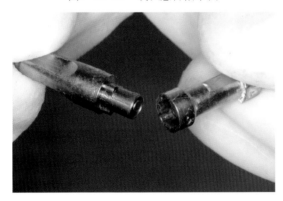

图7-13-28 取模柱与种植体替代体相连接

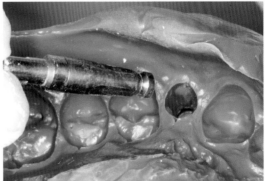

图7-13-29 复位到印模中

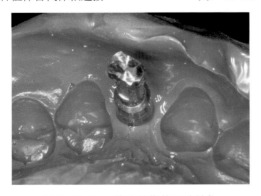

图7-13-30 确认替代体正确就位

　　4. 注射义龈材料并确保其覆盖到种植体替代体与取模柱的连接区域（图7-13-31），待义龈材料结固后灌制模型（图7-13-32），脱模后将取模柱旋下即可得到包含有种植体替代体的种植模型（图7-13-33），选择合适的基台并旋入此模型中，根据咬合关系进行必要的调改和抛光（图7-13-34），然后以此模型制作基台上部修复体（图7-13-35）。

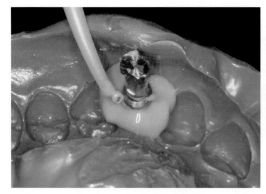

图7-13-31　注射义龈材料

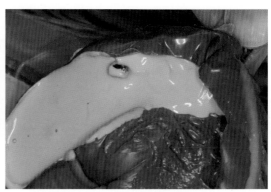

图7-13-32　超硬石膏灌模

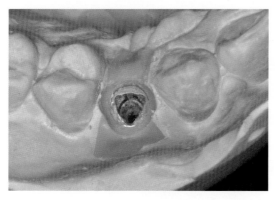

图7-13-33　种植工作模型

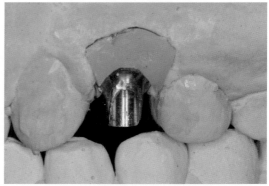

图7-13-34　基台调改和抛光后

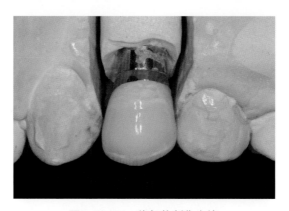

图7-13-35　修复体制作完毕

五、戴　牙

1. 待种植模型及上部修复体从技工中心返回后，将患者口内愈合帽旋下，将种植模型上的基台按照相同位置转移到口内并旋紧（图7-13-36）。

2. 试戴修复体，进行必要的调改和抛光，棘轮扳手将基台加力至35Ncm（图7-13-37），粘固修复体并清理多余粘接料（图7-13-38），拍X线片存档。

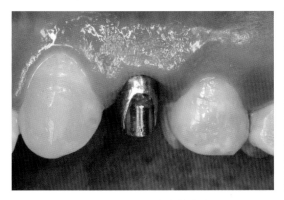

图7-13-36　口内安装基台

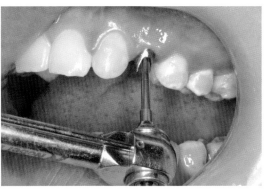

图7-13-37　用棘轮扳手将基台旋紧至35Ncm

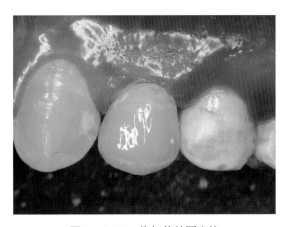

图7-13-38　修复体粘固完毕

第十四节　全冠修复术

义齿修复主要包括了固定修复（固定局部义齿、粘接固定修复）、活动修复（可摘局部义齿）、固定-活动联合修复、覆盖义齿、全口义齿、种植义齿等。本节修复科常见的全冠预备和戴牙为例，简述义齿修复的规范化操作。

一、诊断和治疗计划

对患者进行详细的口腔检查，检查口内软硬组织的情况，重点检查牙体或牙列缺损或缺失的情况，必要时进行X线片等辅助检查。同时进行颌面部组织检查，检查有无异常、颞下颌关节有无弹响等异常。根据病史和检查情况，制订合理治疗方案，应向患者详细解释各种修复方案的优缺点，确保患者的知情权，同时也应注意自我保护，特殊治疗方案应请患者签字确认以避免将来发生医患纠纷。

二、修复临床操作规范

（一）研究模

在牙体预备之前，利用部分牙列托盘制取基牙区域的牙列印模，灌制石膏模型，供制作暂时冠备用（图7-14-1~7-14-4）。

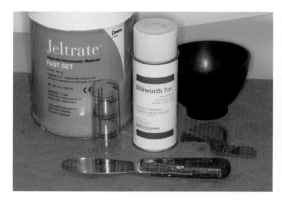

图7-14-1　藻酸盐印模材料，托盘及托盘粘接剂

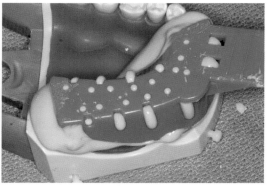

图7-14-2　制取模型

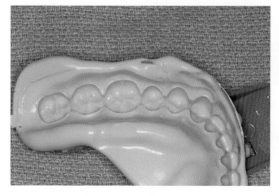

图7-14-3　检查印模

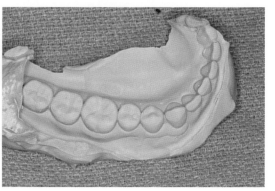

图7-14-4　灌制石膏模型

（二）麻醉

根据需要，术前进行活髓牙的局部麻醉。

（三）牙体预备

1. 切端预备　以高速轮形车针或柱状粗砂金刚石车针在𬌗面先磨出1.0~1.5mm深的沟

2~3个，判别磨切量合适后，再依次向近远中扩展，完成整个殆面的切割（图7-14-5~7-14-7）。

2. 颊舌面预备　采用粒度较粗的金刚砂柱形车针先在基牙颊（舌）殆向1/2处磨出深1.0~1.5mm的纵形沟，再逐渐向近远中扩展。然后再在基牙唇龈1/2处依次磨去同样深度，但方向与牙长轴保持一致（图7-14-8、7-14-9）。

3. 邻面预备　用预备唇面的车针紧贴牙冠轴面角向邻面磨切，首先把颈缘至殆面的倒凹部分磨除，再接肩台1.0mm磨除邻面牙体组织，并且控制轴面切向会聚2°~5°（图7-14-10、7-14-11）。

4. 颈袖的预备　用末端为135°锥度的肩台车针按牙体长轴方向上磨除修复所需间隙，应形成切向为2°~5°的柱状颈袖。

5. 肩台预备　用中粗或细粒度的肩台车针绕牙体颈部仔细修整肩台形态，一般在龈缘下0.5~0.8mm处预备出深度（肩台宽度）。颊侧实现颈缘肩台0.8~1.2mm，舌、邻面0.7~1.0mm，呈135°角的肩台，并保持厚度均匀、光滑连续（图7-14-12）。

6. 精修完成　牙体预备大致完成后，应仔细检查上下牙在正中颌、对刃颌位时，切端、唇舌侧修复间隙是否足够（图7-14-13）。实际上，牙体预备应有三部分或三个方向的切割量，即保证去除倒凹；留出肩台的厚度；不同颌位下有足够修复间隙，保证咬合和瓷层半透明度。最后用专用粗、细磨光车针将牙体各面修整抛光，去除金刚砂切割造成的粗糙面。

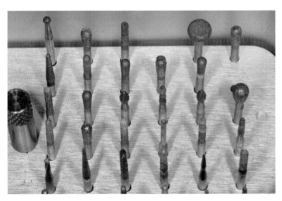

图7-14-5　基牙预备、抛光车针系列

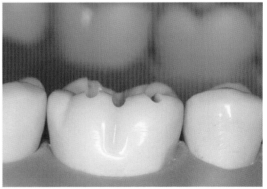

图7-14-6　降低殆面高度

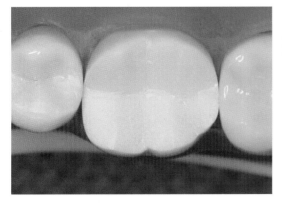

图7-14-7　预备后殆面应保留尖窝基本形态

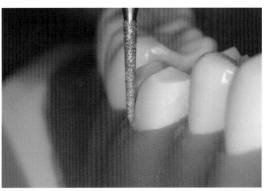

图7-14-8　磨切颊殆向1/2颊舌侧牙体组织

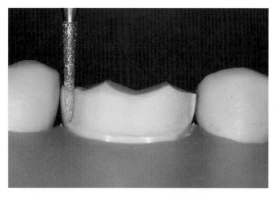

图7-14-9 磨切颊龈向1/2颊舌侧牙体组织

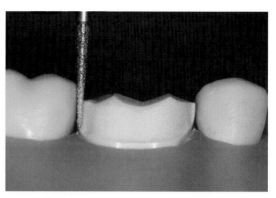

图7-14-10 磨切邻面牙体组织

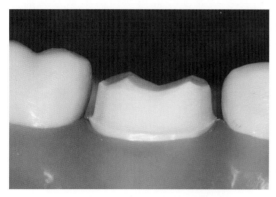

图7-14-11 预备好的牙体邻面形态

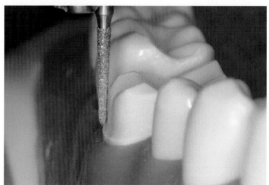

图7-14-12 预备基牙肩台

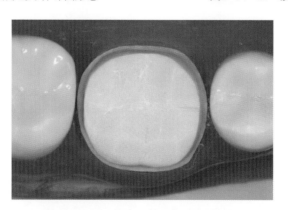

图7-14-13 整个牙体预备结束后效果

（四）排龈

排龈的目的是获得一个基牙颈部龈下肩台清晰准确的印模，一般要求置于龈下0.6mm左右就可以了。排龈步骤：干燥隔湿基牙，排龈线由牙的近中或远中邻面开始，依次绕牙一周，用排龈器以与牙面成45°角（顺牙根方向），从线头一点起，器械向已压入的方向倾斜，以旋转的方法顺时针或逆时针的方向顺序压入（图7-14-

14、7-14-15）。

（五）取模和灌注超硬石膏模型

使用专用硅橡胶印模材料，托盘应选取刚性强的成品托盘，以避免取模过程中变形（图7-14-16~7-14-23）。

（六）制取咬合记录

使用专用硅橡胶咬合印记材料记录上下牙列正中咬合关系（图7-14-24、7-14-25）。

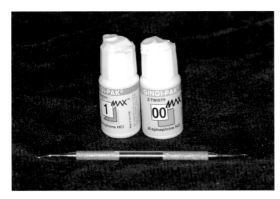

图7-14-14 排龈线及排龈器

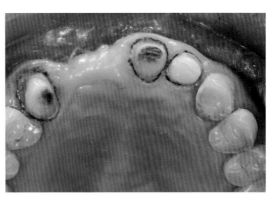

图7-14-15 临床实际基牙排龈后效果

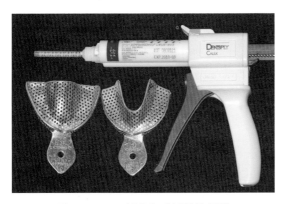

图7-14-16 托盘和硅橡胶注射器

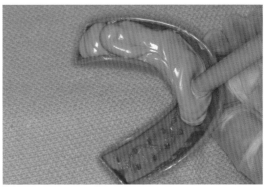

图7-14-17 向托盘内注射中质硅橡胶材料

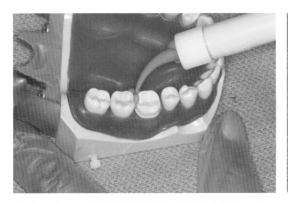

图7-14-18 在基牙肩台处注射轻质硅橡胶材料

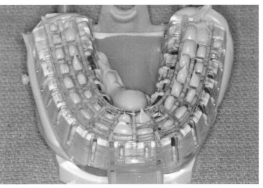

图7-14-19 将托盘置于口内牙列取模

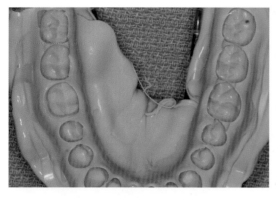

图7-14-20　制取好的硅橡胶印模

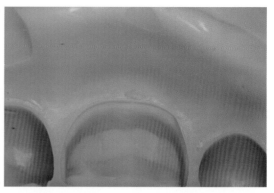

图7-14-21　印模上基牙清晰的肩台轮廓

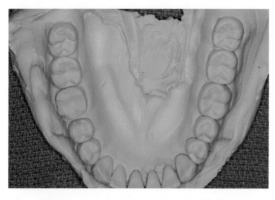

图7-14-22　灌注好的全牙列石膏模型

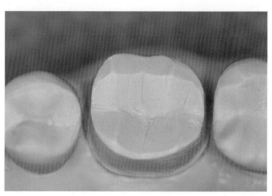

图7-14-23　基牙局部特征

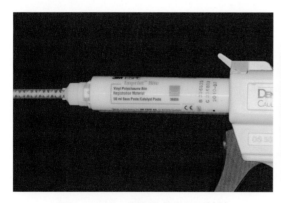

图7-14-24　硅橡胶咬合印记材料

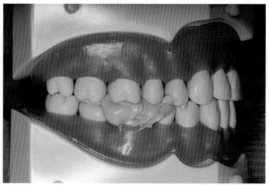

图7-14-25　上下牙列咬合关系记录

（七）制作暂时冠

　　使用牙科专用暂时冠树脂材料，制作暂时冠，建议使用口外法，即基牙预备结束后制取基牙区域部分牙列印模，然后用快速凝固石膏材料灌制模型；利用真空热压塑薄膜和暂时冠树脂材料制作暂时冠，最后在口内基牙上调改暂时冠直至合适（图7-14-26~7-14-45）。

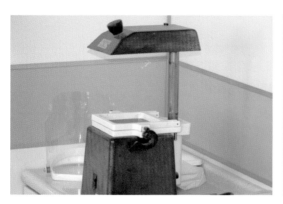

图7-14-26 薄膜压塑机

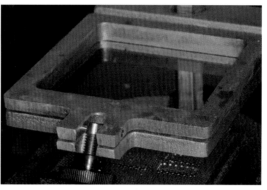

图7-14-27 烘烤薄膜

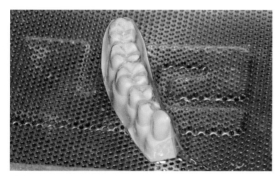

图7-14-28 将薄膜真空压塑到石膏模型上

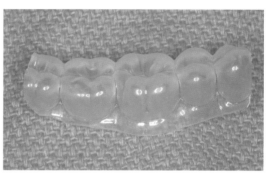

图7-14-29 修剪塑形好的薄膜

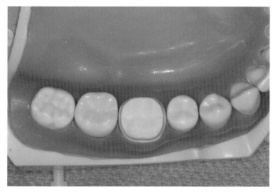

图7-14-30 口内预备完毕的基牙

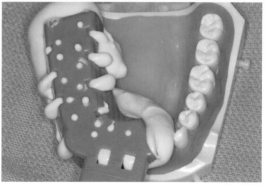

图7-14-31 使用局部托盘制取基牙印模

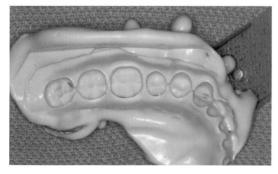

图7-14-32 制取完毕的基牙印模

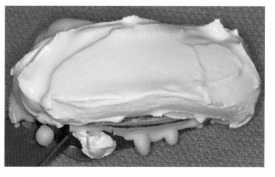

图7-14-33 使用快速凝固石膏灌制模型

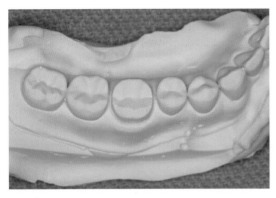

图7-14-34　灌制好的基牙石膏模型

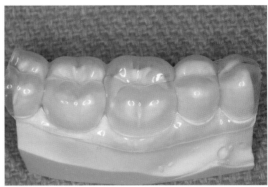

图7-14-35　将薄膜复位至基牙石膏模型上

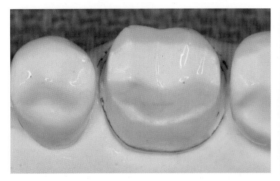

图7-14-36　将模型上基牙涂抹分离剂

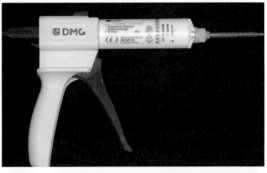

图7-14-37　暂时冠专用树脂材料和注射器

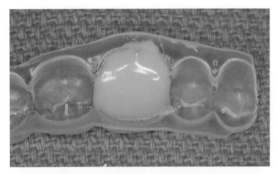

图7-14-38　向薄膜基牙处注射暂时冠树脂材料

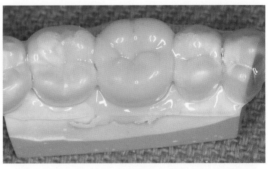

图7-14-39　复位至石膏模型至树脂完全结固

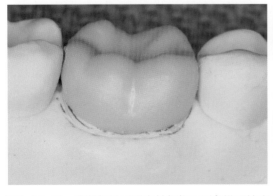

图7-14-40　修整暂时冠形态并复位至石膏模型检查

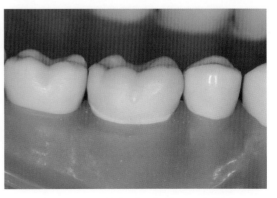

图7-14-41　将暂时冠复位至口内基牙

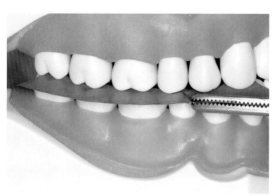

图7-14-42　使用薄咬合纸检查咬合关系

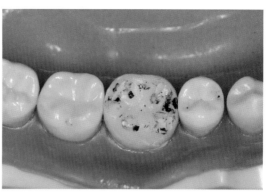

图7-14-43　暂时冠𬌗面咬合印记

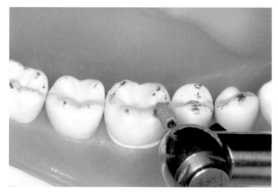

图7-14-44　调改暂时冠咬合高点

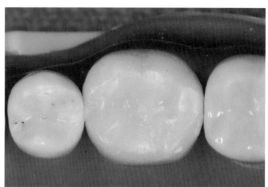

图7-14-45　制作完成的暂时冠

（八）比配色

创造适合比色的工作环境和条件，准确记录、描述和传递待修复牙的色彩特征，医技之间密切配合，争取准确地再现比色结果（图7-14-46）。有条件应尽量利用数码单反相机同时记录基牙和比色板的图像，并提供给技师参考。

比色程序：①确定色调；②确定彩度；③确定明度及部位；④确定特性色及其部位。

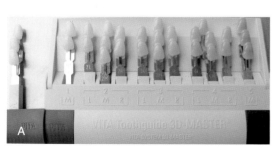
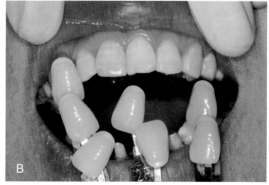

图7-14-46　比色
A.Vita 3D比色板　B.比色

（九）填写义齿加工设计单

医师应该使用合理的义齿加工设计单，注明义齿种类、部位、使用材料，若有特殊设计要求，应该注出，同时应留下医师和患者的联系方法，以便医师技师沟通（图7-14-47）。

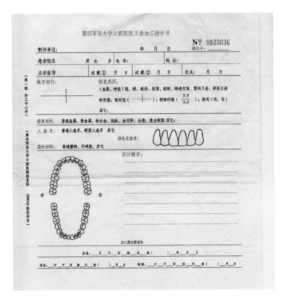

图7-14-47 第四军医大学口腔修复科义齿加工指示书

（十）戴牙

义齿应在口内首先保证就位，然后检查邻接与咬合关系。在口内试冠前，卸下暂时冠，去尽暂时粘固料，清洁患牙表面。试戴时，认真检查邻接、咬合、冠边缘密合性，遇到问题及时修改。凡瓷层磨改处，应做抛光处理。若大面积磨改抛光困难时，应重新做上釉处理（图7-14-48、7-14-49）。

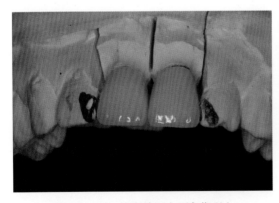

图7-14-48 烤瓷单冠在石膏代型上

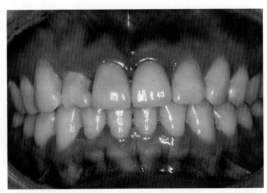

图7-14-49 烤瓷单冠在患者口内

［致谢：本节部分图片为作者在美国加州大学洛杉矶分校（UCLA）牙科学院工作期间，在UCLA本科生固定义齿教学中所拍摄，因此谨对Dr. John Beumer Ⅲ等的支持和帮助表示衷心感谢；其余图片均源自第四军医大学口腔医学院口腔修复科临床所摄，作者对陈吉华教授以及李媛媛护士等大力协助表示衷心感谢。］

第十五节 牙矫治术

口腔正畸学是口腔医学的一个分支学科，其学科内容是研究错𬌗畸形的病因机制、诊断分析及其预防和治疗。错𬌗畸形的临床矫治方法主要有预防矫治、阻断矫治、一般矫治和外科矫治。常用的矫治器有固定矫治器、活动矫治器和功能性矫治器。错𬌗畸形的矫治目标是平衡、稳定和美观。口腔正畸学也是一门操作性很强的临床医学，随着口腔正畸学的不断发展，它的临床操作也越来越规范化。中华医学会编著的《临床技术操作规范（口腔医学分册）》对其临床的规范化操作制订出比较严格的要求。由于口腔正畸临床矫治的方法多种多样，本节仅以固定矫治技术的方丝弓矫治器为例进行示范。

一、错𬌗畸形的检查

（一）一般检查（见第四章）

（二）正畸科的特殊检查

1. 血液检验　进行抽血化验乙肝和丙肝等项目非常必要，以检验是否为传染病的病毒携带者，防止临床交叉感染（图7-15-1）。

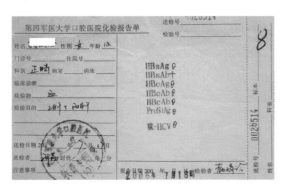

图7-15-1 血液检验单

2. 记存模型和模型分析

（1）在正畸治疗前后均需要取得记存模型（图7-15-2、7-15-3）。

（2）模型分析：包括牙弓拥挤度分析、Bolton指数分析、牙弓对称性分析、Spee曲线测量、诊断性排牙试验等。

3. X线检查及X线头影测量　包括全口曲面体层片（图7-15-4）、头颅侧位定位片（图7-15-5A）和X线头影测量（图7-15-5B）。

其中，X线头影测量在描图纸上描绘出头颅侧位X线片上的软硬组织轮廓轨迹，进行定点和测量，根据测量结果分析错𬌗畸形的病因机制和儿童颌面部生长发育状况等。

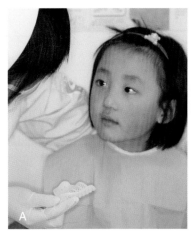
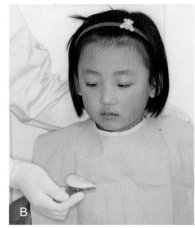
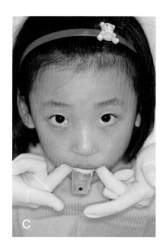

图7-15-2　取模
A.准备　B.放置印模料　C.取模

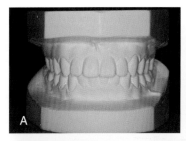
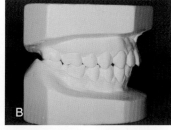
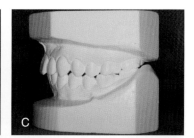

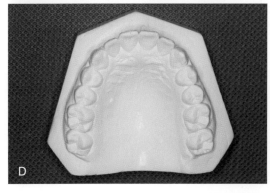
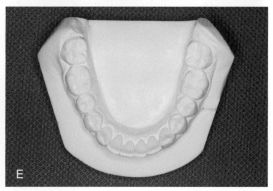

图7-15-3　石膏记存模型
A.咬合正面观　B.右侧面观　C.左侧面观　D.上颌牙列　E.下颌牙列

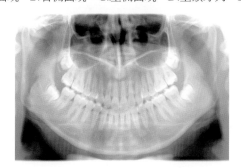

图7-15-4　全口曲面体层片

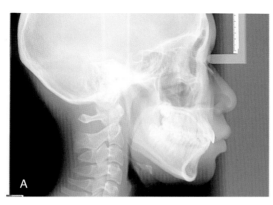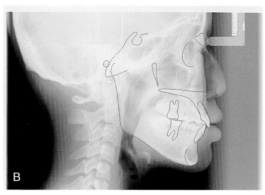

图7-15-5 头颅侧位定位片和X线头影测量

A.头颅侧位定位片 B.X线头影测量

4. 面、殆像拍摄：在正畸治疗前后均需要拍摄面像与殆像。包括正位、侧位面像，正位咬合及左右侧位咬合像，上、下牙列殆面像（图7-15-6、7-15-7）。

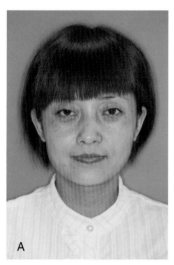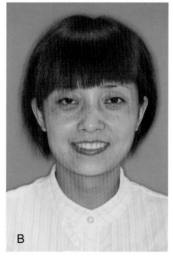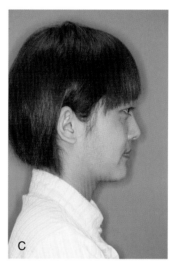

图7-15-6 面像

A.正面 B.正面微笑 C.侧面

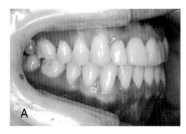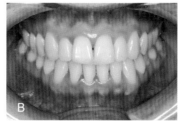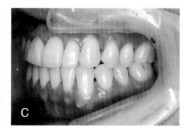

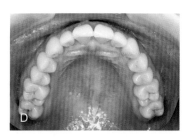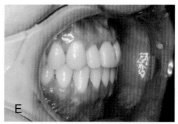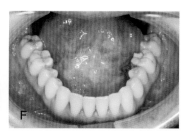

图7-15-7　口内像

A.右侧　B.正面　C.左侧　D.上颌牙列　E.前牙覆𬌗、覆盖　F.下颌牙列

5. 心理评估及治疗动机分析　此项已成为近年来正畸治疗中一个非常重要的环节。评估内容包括：患者对自身错𬌗的心理反应、患者对错𬌗矫治的动机和期望值、患者合作程度的预测。医师在矫治前应充分与患者或家长沟通。应尽量排除严重心理障碍者和精神病患者。

二、错𬌗畸形的诊断和治疗计划

根据病史资料，全面分析错𬌗的病因机制和临床表现，按照Angle分类法作出诊断。根据矫治原则制订矫治计划。征求患者及家长的意愿，签署知情同意书。

三、正畸临床操作规范（以方丝弓矫治器为例）

（一）分牙

在磨牙上放置带环前需要分牙。有三种方法：

1. 铜丝分牙法（图7-15-8）。
2. 分牙弹簧分牙法（图7-15-9）。
3. 橡皮圈分牙法（图7-15-10）。

（二）粘接带环（图7-15-11~7-15-14）

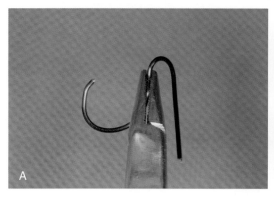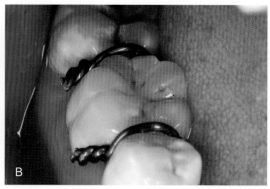

图7-15-8　铜丝分牙法

A.弯制铜丝　B.分牙

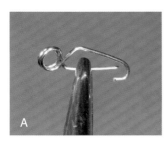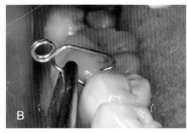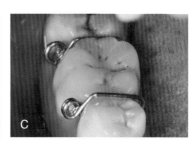

图7-15-9 分牙弹簧分牙法
A.弯制分牙弹簧 B.放置分牙弹簧 C.分牙

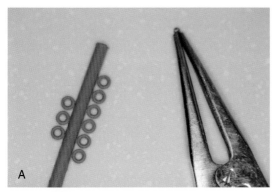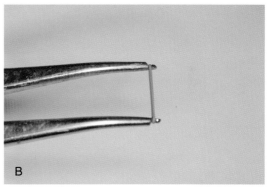

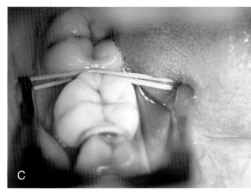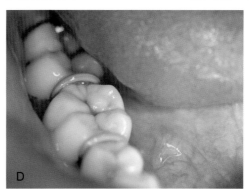

图7-15-10 橡皮圈分牙法
A.分牙皮圈及其放置器 B.撑开橡皮圈 C.放置橡皮圈 D.分牙

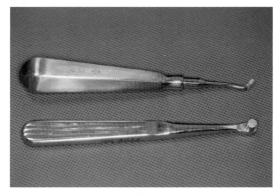

图7-15-11 推带环器和压带环器

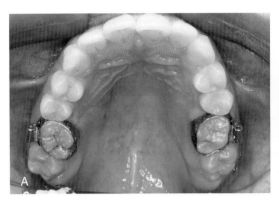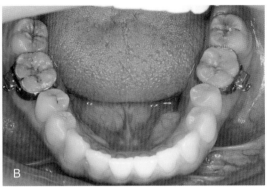

图7-15-12 选择大小合适的带环，带环边缘与牙面贴合
A.上颌 B.下颌

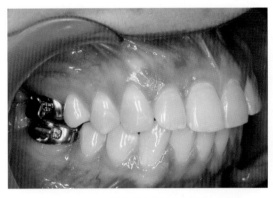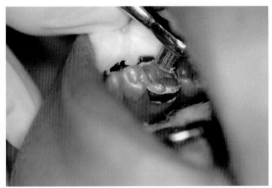

图7-15-13 调整颊面管到准确的位置

图7-15-14 口内粘接带环

（三）粘贴正畸托槽（图7-15-15~7-15-20）

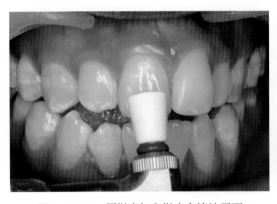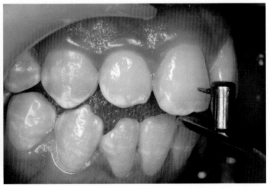

图7-15-15 用抛光杯和抛光膏清洁牙面

图7-15-16 用托槽定位器确定高度

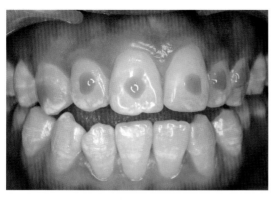

图7-15-17　用酸蚀剂处理粘贴托槽的牙面

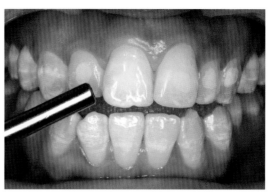

图7-15-18　冲洗、吹干牙面

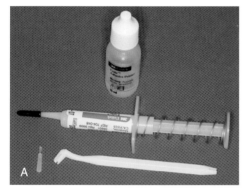
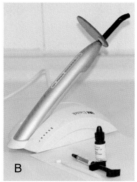
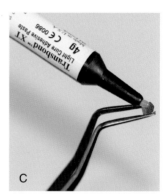

图7-15-19　粘接剂

A.化学固化正畸釉质粘接剂　B.光固化正畸釉质粘接剂　C.托槽底面放粘接剂

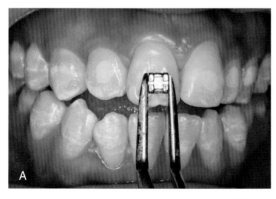
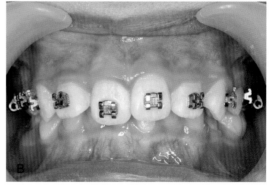

图7-15-20　粘接

A.放置托槽并调整至准确位置，去除托槽周边多余的粘接剂，光固化　B.完成后

（四）弯制弓丝（图7-15-21、7-15-22）

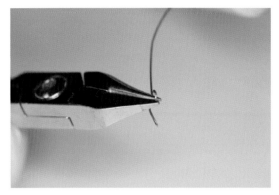

图7-15-21　用细丝弯制钳弯制圆弓丝

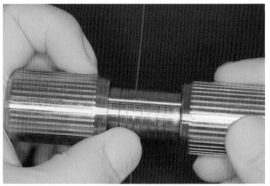

图7-15-22　用方丝成形器弯制方弓丝，用转矩钳进行调整

（五）结扎弓丝（图7-15-23~7-15-25）

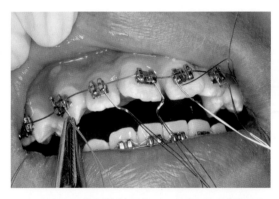

图7-15-23　使用持针器将弓丝结扎到托槽槽沟内

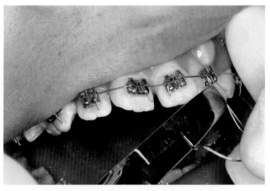

图7-15-24　切断结扎丝并将其末端弯至弓丝下方

（六）排齐整平牙列（图7-15-26）

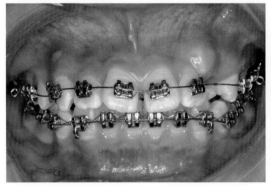

图7-15-25　弓丝结扎完成

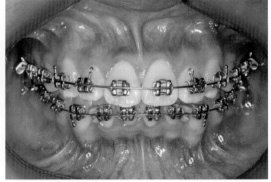

图7-15-26　按照由细到粗、由圆到方的顺序使用弓丝，将牙列排齐、整平

（七）关闭间隙（图7-15-27）

（八）颌间牵引（图7-15-28~7-15-31）

（九）保持器

1. 常规保持器（图7-15-32）。

2. 透明压膜保持器（图7-15-33）。

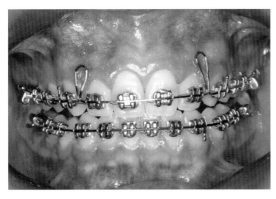

图7-15-27 在方丝上弯制闭隙曲关闭间隙

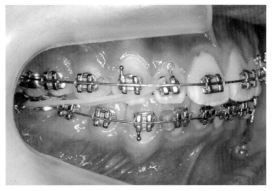

图7-15-28 Ⅱ类颌间牵引

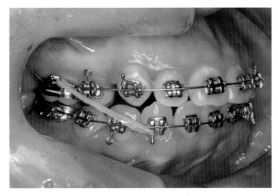

图7-15-29 Ⅲ类颌间牵引

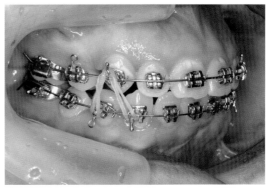

图7-15-30 上下颌间牵引调整咬合关系

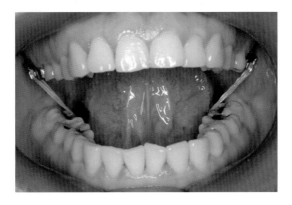

图7-15-31 颌间交互牵引纠正锁𬌗，可有△形、N形、W形、匣形等多种方式

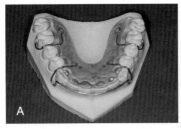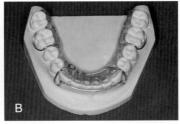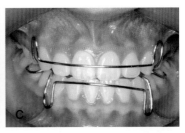

图7-15-32 常规保持器
A.上颌保持器　B.下颌保持器　C.口内像

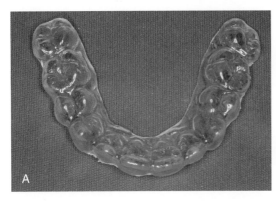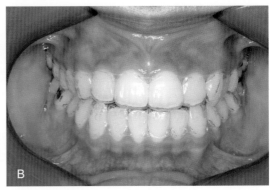

图7-15-33 透明压膜保持器
A.透明压膜保持器　B.口内像

3. 舌侧固定保持器

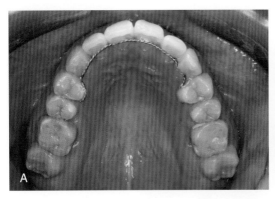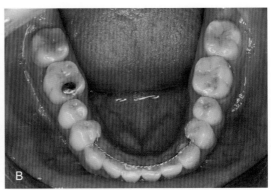

图7-15-34 舌侧固定保持器
A.上颌　B.下颌

第十六节　显微根尖手术

随着根管治疗术的普遍开展，由于根管解剖系统的复杂性、医源性错误（如器械分离）等原因导致根管治疗术的失败，需要进行根管外科。显微根尖外科是在手术显微镜下，采用超声工作尖和显微器械等进行的治疗复杂、疑难根尖周病的根尖部手术。相比传统的根尖外科，显微根尖外科具有明显优越性，治疗牙位全（包括前牙、前磨牙和磨牙），操作精确、创伤小，并发症少，成功率高。

一、适 应 证

1. 经完善的根管治疗而仍有症状、体征。
2. 由于解剖性因素或医源性因素而不能完成根管治疗，如粗大根管桩、根管钙化等。
3. 根管治疗术并发症，如器械分离等。
4. 传统根尖外科失败。
5. 其他　如根折伴移位、根尖孔敞开等。

二、基 本 配 置

（一）手术显微镜

主要由5个部分组成：支架、光学放大系统、照明系统、影像系统及附件。

一个典型的手术显微镜应该具有以下配置：带网格刻度的12.5倍目镜、200mm或250mm物镜、可180°倾斜的双目镜、五级手动放大率转换器。高端显微镜焦距范围200~400mm且可连续变焦和变倍（图7-16-1）。

（二）显微手术器械（图7-16-2）

1. 检查器械　包括口镜、牙周探针、牙髓探针和显微探针。
2. 翻瓣器械　包括刀柄、15C刀片、软组织或骨膜剥离器。
3. 组织牵拉器械　KP-1、2、3、4拉钩。
4. 去骨开窗、截根器械　反角手机、H161 Lindemann车针。
5. 刮治器械　包括显微Jacquette34/35刮治器、Columbia13-14刮治器、显微molten刮治

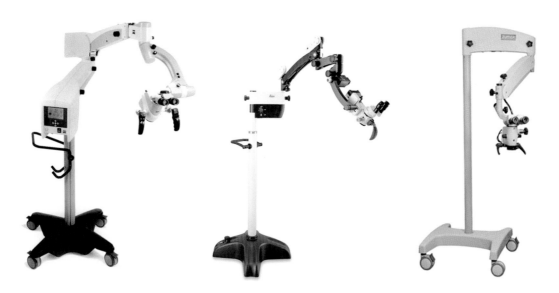

图7-16-1　常见牙科显微镜

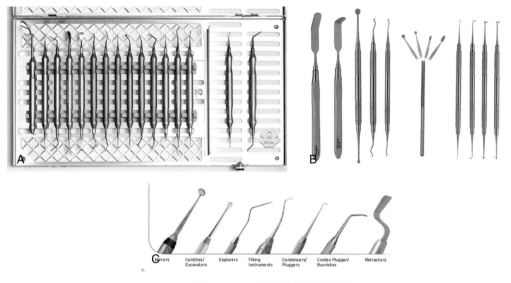

图7-16-2　常见显微器械套装

器等。

　　6. 探查器械　显微口镜。

　　7. 充填器械　MTA成形器、显微输送器、显微充填器。

　　8. 缝合器械　显微持针器、显微剪刀、5-0缝线。

　　9. 其他　Stropko三用枪、显微咬骨钳。

（三）超声工作仪和工作尖

　　根管逆行预备时，需采用特殊设计的超声工作尖进行。超声工作仪主要有赛特力和EMS两大类。超声工作尖根据材质、表面设计等不同主要有KiS、Jetip、CT等几种类型（图7-16-3）。

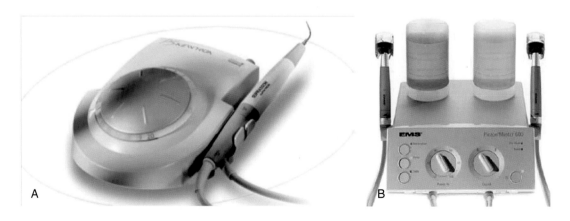

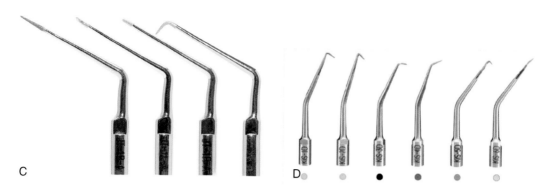

图7-16-3 各种超声工作仪和工作尖

A. P5超声工作仪　　B. Piezon超声工作仪　　C. JETIP超声工作尖　　D. KiS超声工作尖

三、规范化操作

（一）术前准备

1. 拍摄X线片，必要时拍摄牙科CT，明确牙根情况，上颌窦、下颌神经管等重要解剖结构。

2. 术前给药　镇静剂、抑制唾液分泌药物、非激素类抗炎药。

3. 氯己定漱口。

（二）麻醉

有效的止血是手术成功的先决条件，彻底的麻醉是有效止血的关键。推荐使用含1∶5万肾上腺素的2%利多卡因，或者含1∶10万肾上腺素的4%阿替卡因。对于上颌患牙，行患牙和近远中邻牙的颊侧浸润麻醉以及患牙腭侧浸润麻醉；对于下颌患牙行下牙槽神经阻滞麻醉、患牙和近远中邻牙的颊侧浸润麻醉以及患牙舌侧浸润麻醉。

（三）翻瓣

多采用龈沟内切口全厚瓣膜，前牙因为牙根较长，通常采用矩形瓣，即在患牙近远中邻牙远中行垂直松弛切口，后牙多采用三角形瓣（图7-16-4）。

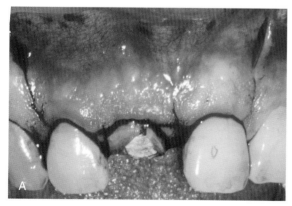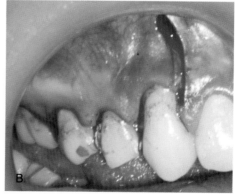

图7-16-4 瓣膜设计

A.矩形瓣　　B.三角形瓣

由于美容的原因，避免牙龈退缩导致全冠边缘暴露，已做全冠的前牙宜采用膜龈瓣，即在附着龈行波浪形水平切口（图7-16-5）。

（四）去骨开窗

首先需要定位根尖。若患牙存在窦道而皮质骨破坏，循窦道即可发现根尖，比较简单。但是，由于解剖学结构的原因，窦道开口可能远离患牙根尖区，如下颌磨牙因唇侧皮质骨板较厚，炎症常常破坏根分叉区而窦道位于近牙冠部牙龈（图7-16-6）。

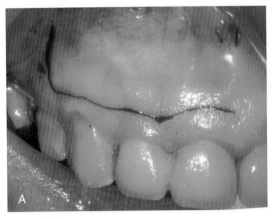
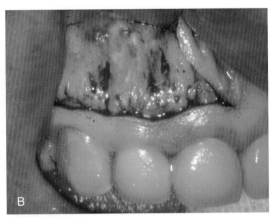

图7-16-5 膜龈瓣
A.切口设计　B.翻瓣

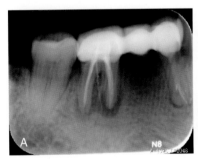
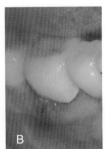
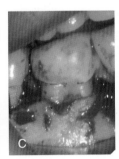
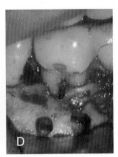

图7-16-6 根尖定位
A.术前牙片　B.术前口内像　C.翻瓣后　D.去骨开窗

骨皮质完整且伴有明显根尖周病变是最常见的情况，用探针穿透变薄的骨壁即可到达病变区，发现根尖（图7-16-7）。

若骨皮质完整且无明显根尖周病变则比较困难，可联合应用CBCT/多角度牙片、亚甲蓝染色、X线阻射标记物等方法。在显微镜下可以发现牙根颜色较暗、微黄、质较硬，而周围骨质白色、质较软、探出血（图7-16-8）。

骨开窗直径尽量小，若皮质骨完整，开窗直径约4mm，能容纳3mm超声工作尖即可，以最大限度保存健康组织（图7-16-9）。

（五）根尖切除

单纯的根尖刮治只能短暂缓解症状，不能去除原因。根尖刮治、根尖切除、根管逆行预备和充填是根尖外科的系列步骤，必须完整进行。

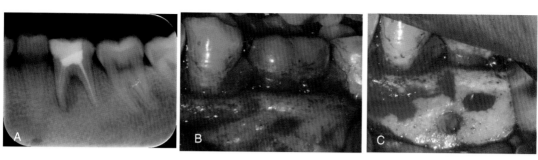

图7-16-7 根尖定位

A.术前牙片　B.翻瓣后骨皮质完整　C.探针穿透后开窗发现根尖

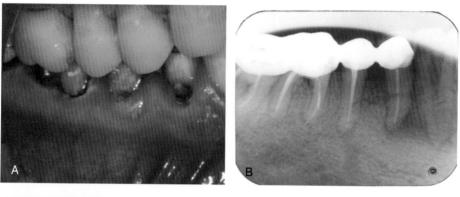

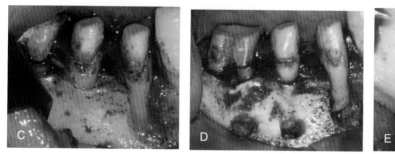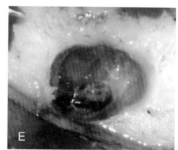

图7-16-8 根尖定位

A.术前口内像　B.术前牙片　C.翻瓣后　D.45、46牙根尖定位　E.区别骨、牙根、分离器械

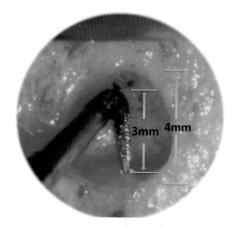

图7-16-9 骨开窗直径

根尖切除长度通常为3mm。因为研究显示距根尖1mm处切除使根尖分歧发生率减少52%，侧副根管发生率减少40%；距根尖2mm的切除则分别减少75%和86%；3mm时则分别减少98%和93%。切除量再增加时已不能明显提高百分比（图7-16-10）。

根切角度应尽量垂直于牙根长轴，约0°~10°。这样，不仅减少了颊侧骨板的去除量，防止可能的牙周尖周相通，牙齿更牢固、骨去除术后愈合更快；而且牙本质小管暴露更少，防止了微渗漏和污染。尽管0°角最理想，但是在有些情况下做不到，如下颌第一磨牙的远中舌根和上颌磨牙腭根，在这些情况下，手术医师为了观察和操作，可以采用10°的斜面角。

（六）止血和探查

通常采用肾上腺素干棉球填塞骨腔止血（图7-16-11）。若不能有效止血，当骨开窗直径小于5mm时，采用硫酸铁溶液涂抹；当骨开窗直径大于5mm时，采用硫酸钙糊剂填塞骨腔。

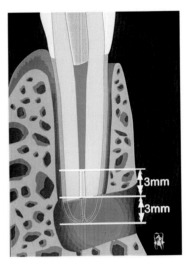

图7-16-10 截根长度和角度（来自Color Atlas of Microsurgery in Endodontics. Syngcuk Kim, Gabriele Pecora, Richard A. Rubinstein, 2000, Saunders）

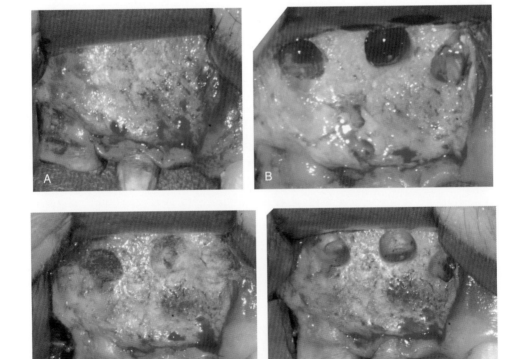

图7-16-11 肾上腺素干棉球填塞骨腔止血
A.翻瓣后 B.去骨开窗 C.棉球填塞 D.取出棉球止血完成

　　Stropko三用枪吹干根尖切除后的牙根表面，亚甲蓝染色，高倍镜下（×16~×25）使用显微口镜观察，特殊解剖结构如根管间峡部（isthmus）、侧副根管，以及病变结构如微裂隙、旁穿、微渗漏等，常常是根管治疗失败的原因。后牙较多根管间峡部，如下颌磨牙近中根和上颌磨牙的近中根。未经处理的isthmus常导致治疗失败，必须清理、成形、充填（图7-16-12）。

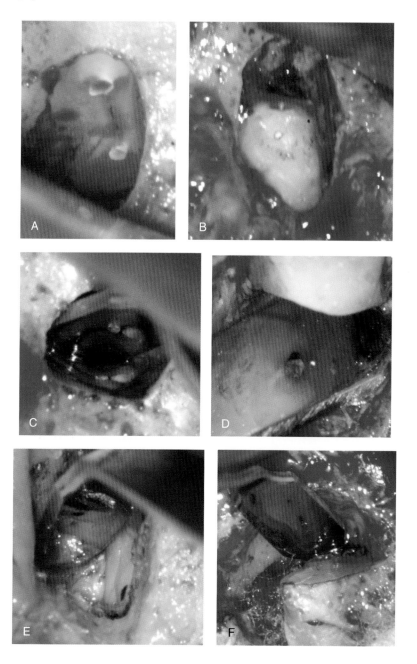

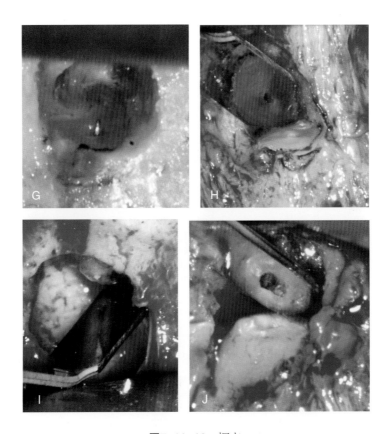

图7-16-12　探查

A.峡部　B.副根管　C.微裂　D.微渗漏　E.旁穿　F.钙化；

G.分离器械　H.根管未充填　I.根管遗漏　J.根管桩

（七）根管逆行预备

根管逆行预备的深度通常为3mm，可以确保有效的根尖封闭。超过3mm的预备不会显著提高疗效。从颊侧根端在较小的放大倍数（4倍）下放置超声工作尖，确保顺牙根长轴，且位于根管内；在10~12倍的放大下开始预备；高倍放大（20~24倍）下使用显微口镜查看，确保根管洞型中的牙胶尖已全部去净（图7-16-13）。超声预备法有许多优点：良好的手术进路，可以预备常规方法难以到达的位置，如舌腭根；可彻底清除根管内组织碎屑和细菌等，彻底去除病原；可准确沿牙齿长轴逆行预备根管达3mm。

（八）根管逆行充填

根管逆行充填材料首选MTA，粉液双组分，其粉剂为亲水颗粒，主要成分为磷酸三钙、铝酸三钙、氧化三钙和氧化硅。MTA具有许多优点：高pH值，可诱导硬组织形成；根管封闭性优于银汞合金、Super EBA等材料；毒性最小；生物相容性优异；具有亲水性；合理的X线阻射性。银汞合金已被淘汰，主要原因是银汞合金逆行充填根管的远期效果较差。银汞合金无黏附性，因而对洞的固位形要求较高，而且空间稳定性差，与洞缘的密合性不好，有边缘渗漏现象；还有学者认为，银汞合金长期处在湿润的环境中，体积会膨胀，会增加根尖牙本质折裂的可能性；银汞合金的组织相容性也比较差，而且无牙骨质诱导作用。另外，银汞合金还可以使邻近软组织着色，导致色素沉着（tattoo）。

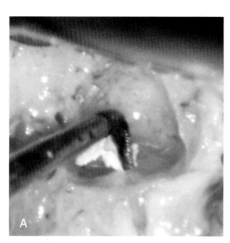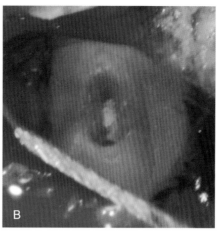

图7-16-13 逆行预备
A.预备 B.牙胶尖清理完毕

操作时使用MTA成形器，在中等放大倍数下进行，放置MTA至根管后，勿冲洗（图7-16-14）。

对于一些特殊病例，如上颌窦穿孔的上颌后牙根管外科手术中，为避免MTA散落于上颌窦腔中，可使用生物陶瓷（图7-16-15）或Super EBA。

（九）缝合和术后护理

用生理盐水冲洗术区后，用刮匙轻轻搔刮骨腔壁，使新鲜血液充满骨腔，可加少许止血粉，然后用湿纱布在唇颊面由根方滑向冠方挤压数分钟，使瓣与骨面紧密贴合，将瓣膜复位。采用5-0合成单纤维缝合线，愈合速度快，瘢痕少。如为弧形切口，则先缝合最凸处，然后缝合两侧；如为矩形切口，先缝合两侧牙间乳头，再缝合两侧松弛切口。注意必须将瓣膜对好，缝合要贴紧，不能打褶，更不要松弛。常用的缝合方法有间断、褥式和悬吊等缝合法（图7-16-16）。

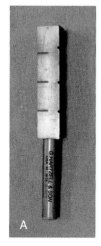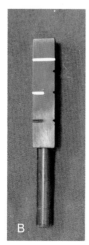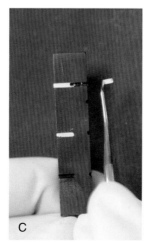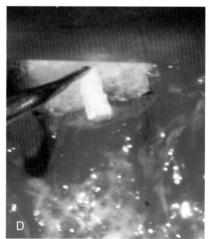

图7-16-14 MTA逆行充填
A.MTA成形器 B.MTA成形 C.MTA输送 D.MTA充填

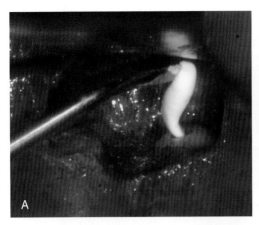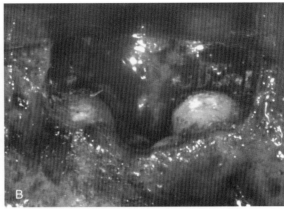

图7-16-15 生物陶瓷充填
A.生物陶瓷成型充填　B.充填完成

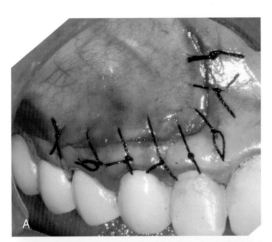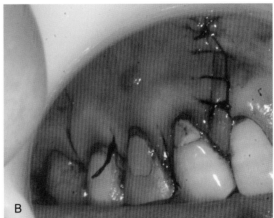

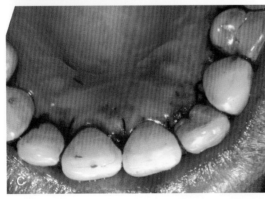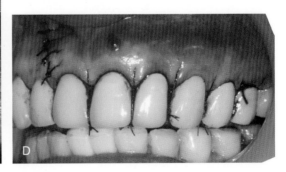

图7-16-16 缝合
A.间断缝合　B.悬吊缝合和褥式缝合　C.腭侧瓣膜间断缝合　D.间断缝合

　　术后用浸湿的生理盐水纱布轻压术区10~15分钟，有助于减少凝血块厚度和促进止血。缝合后可在口外加压绷带包扎1~2天。嘱患者暂不刷牙，术后第2天用1：5000氯己定溶液含漱。手术过程中，组织损伤特别是瓣膜的损伤较小时，术后疼痛一般较轻，无需特殊处理。若去骨较多、血凝块较大，或发生上颌窦穿通等情况，应在手术后服用抗生素以及止痛药物如吲哚美辛、阿司匹林等。48~72小时可拆线，通常5天拆线（图7-16-17）。

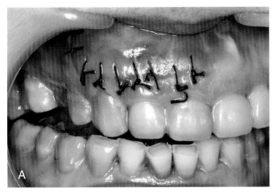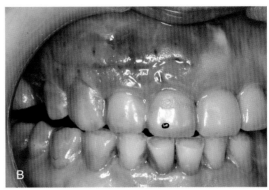

图7-16-17 拆线
A.术后5天　B.拆线后

（十）复查和疗效评估

术后第6个月，应复查一次，第2次和第3次复查分别在术后第12个月和第24个月。复查包括临床表现和X线检查两个方面。一般情况下，术后6个月~1年骨腔可被新生骨质填满。理想的修复是牙根断面上形成硬骨板，并且和根周硬骨板相连接。如果患牙无临床症状和体征，X线片显示骨缺损已经部分或全部修复，甚至有牙周膜形成，可视为成功（图7-16-18、7-16-19）。如果患牙出现咬合痛、松动、瘘管或X线片显示骨缺损扩大，则视为失败。如果患牙无临床症状或异常体征，X线片示骨缺损未扩大，也未明显缩小，可以继续观察。

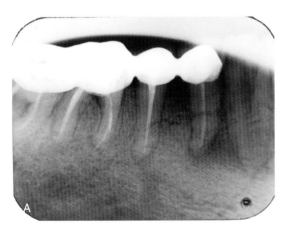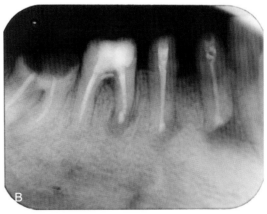

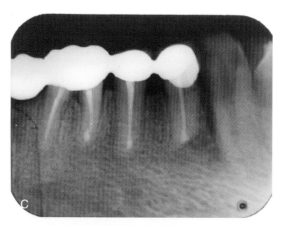

图7-16-18　典型病例一
A.术前牙片　B.术后牙片　C.术后11个月复查

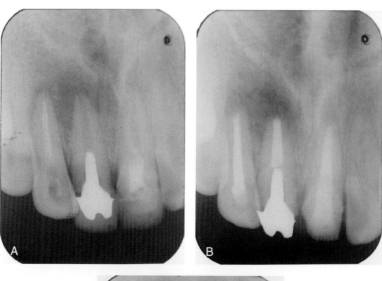

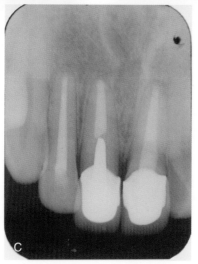

图7-16-19　典型病例二
A.术前牙片　B.术后牙片　C.术后13个月复查

（范晓敏　李丹　吴国锋　马志伟　汪涛　秦瑞峰　殷霄　林媛　吕海鹏　马丽芳　李玉成　周泽渊　田宇　卫克文　邢向辉　马威　赵雯　张云飞　毕惠贤　屈铁军　王捍国）

牙科临床规范化操作图谱（第2版）

ATLAS OF STANDARDIZED OPERATION IN DENTAL CLINIC

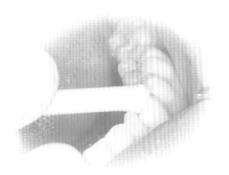

第八章

规范化配合

第一节　体位和姿势

　　Pd是proprioceptive derivation的缩写，中文就是固有感觉诱导。所谓固有感觉是指平衡感觉及肌筋膜的本体感觉在人体内部的一种感受，它能使人及其自身的行为和周围环境建立起自然平衡状态的一种感觉，医师提高对自身固有感觉的认识是学习精密牙科医疗技术的起点。Pd理论的核心观点是"以人为中心，以零为概念，以感觉为基础"。凡是自然的健康的状态，它都看作是零，而不自然的不健康的状态则根据程度而定为负1~9。这里的"人"包括医师、助手和患者，以人为中心就是所有的操作行为应该让三者都感觉平衡舒适。

　　Pd操作是医师和护士间的密切配合，要求医师必须坐着进行操作，患者取平卧位，有至少一名助手与医师密切配合。

一、Pd操作基本要求

　　1. 医师及助手应有各自独立、互不干扰的工作区域，以确保工作线路的通畅和密切的相互配合（图8-1-1）。

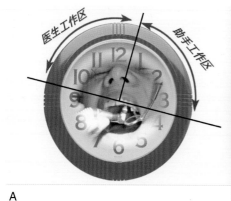
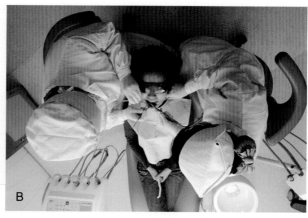

图8-1-1 医师与助手的工作区域
A.分区示意图　B.医师与助手各自独立、密切配合

　　2. 医师及助手工作中应始终保持轻松自然、不扭曲的体位进行操作。

　　3. 助手应尽可能地靠近口腔的范围内传递器械及材料，使医师的动作局限于肘关节以下的范围内。

　　4. 助手视平面高出医师视平面10~15cm，以自然视线能够看清楚患者口内的高度为准（图8-1-2）。

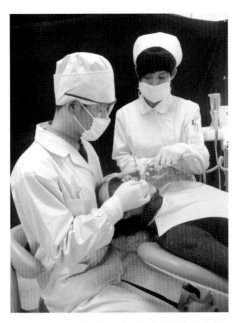

图8-1-2 助手视平面高出医师视平面

二、Pd操作助手职责

1. 做好治疗前的准备工作 准备好治疗所需材料，保持治疗区域整洁，将器械放置到位并安置患者于平卧位。

2. 协助医师拉开患者口腔的软组织，保持手术区域视野清晰，保护患者软组织（图8-1-3）。

3. 及时吸去患者口腔内的液体，使术者保持清晰的视野（见本章第三节）。

4. 治疗过程中及时交换器械（见本章第三节）。

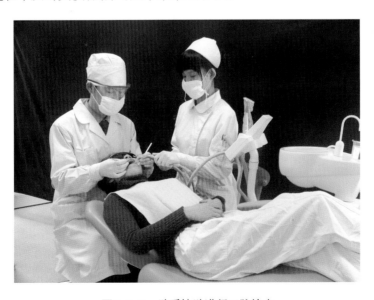

图8-1-3 助手协助进行口腔检查

三、Pd操作优点

1. Pd操作可使医师保持正确姿势，进行精密操作。
2. Pd操作医师不必扭曲身体，即使进行长时间的精密操作也不会感到疲劳。
3. Pd 操作确保治疗区域视野更宽、更亮，口镜自由旋转空间更大。
4. Pd 操作能使医师边使用口镜观察治疗牙的全部镜像边进行治疗。
5. Pd 操作可充分发挥各类器具的用途。

与二手操作相比，Pd 操作时助手能够在医师开诊之前就针对治疗内容做好充分准备；治疗过程中助手与医师密切配合，同时对患者进行口腔卫生宣教；治疗过程中医师与助手工作体位舒适，不易疲劳、精力集中，能得心应手按照程序进行治疗，既缩短了治疗时间，又提高了工作效率。

第二节　常见药品的规范化调制和输送

牙科材料的调拌质量与治疗的成功与否有着密切的关系；而合适的调拌环境、恰当的调拌用具、正确的调拌手法、规范的调拌时间等方能保障牙科材料的调拌质量。

一、操作前准备

1. 环境准备　诊室应清洁整齐、有序，温湿度适宜，操作台面整洁。
2. 护士的准备　仪表端庄，衣帽整洁。
3. 评估　了解口内情况、窝洞结构及大小等。
4. 洗手　七部洗手法或进行卫生手消毒。
5. 戴口罩　戴上口罩后，整理鼻弓。

二、准 备 用 物

1. 调和板　玻璃调和板、纸制调和板（图8-2-1）。
2. 调拌刀　金属调拌刀、塑料调拌刀（图8-2-2）。
3. 取模用具　橡皮碗、量水杯、量粉勺、托盘（图8-2-3）。
4. 药品　根据医师需要准备。
5. 注意事项　使用玻璃调和板及金属调拌刀时应检查其有效期及失效期，有无潮湿及破损（图8-2-4）。严格遵照无菌原则打开，放入调拌刀待用。

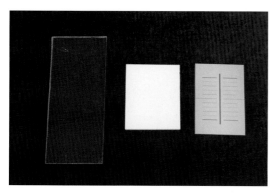

图8-2-1 各种调和板

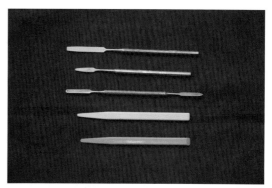

图8-2-2 各种调拌刀

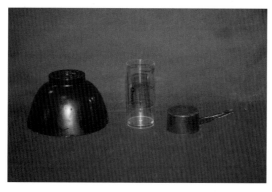

图8-2-3 取模用具

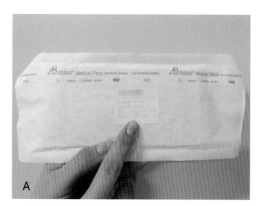

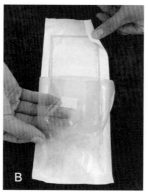

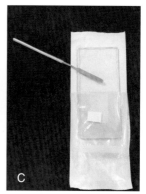

图8-2-4 调制准备
A.检查 B.按无菌原则打开 C.将调拌刀备好待用

三、规范化调拌步骤

所有材料调拌前应先将说明书仔细阅读，根据说明书进行操作。进行调拌前应做到对各种药品名称、性能、用途、调拌步骤、时间及产生效果的了解，对各种材料应严格按照比例进行取材。以氧化锌丁香油水门汀、玻璃离子水门汀、藻酸盐印模粉调拌为例。

（一）氧化锌丁香油水门汀调拌（图8-2-5）

调拌原则：严格按照厂家提供粉液比例进行调拌，将粉剂分成三份，将液体用拌刀涂平，先将第一份粉剂拌入液体中，呈稀稠状将第二份粉剂加入调拌，最后将第三份粉剂加入调拌，用于暂封时应呈稠糊状，垫底时呈面团状即可。手法采用推拉或旋转研磨的方法均可。在1分钟内调拌完成（图8-2-6）。

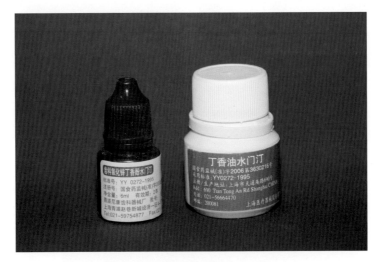

图8-2-5　氧化锌丁香油水门汀

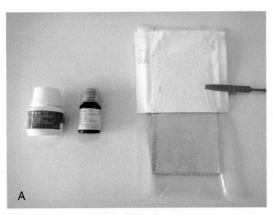
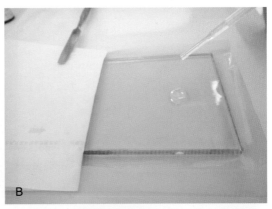
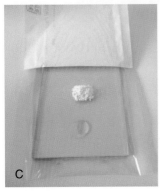
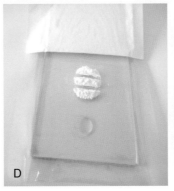
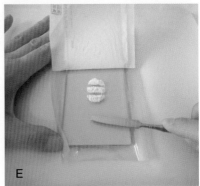

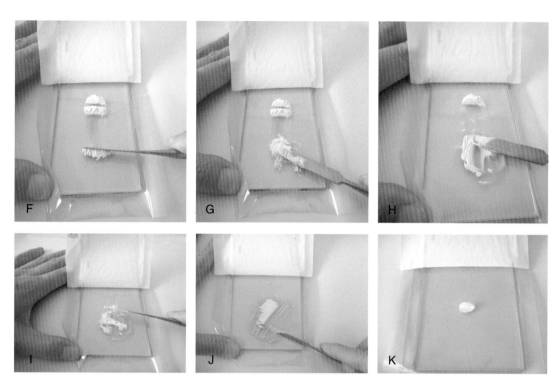

图8-2-6 氧化锌丁香油水门汀的调制
A.材料准备　B.液体滴入玻板上　C.取适量的粉剂　D.将粉剂分成三份　E.将液体摊开　F.加入第一份粉剂　G.迅速将粉液推开　H.加入第二份粉剂与第一份调和推开　I.迅速将第三份粉剂与第二份调和推开　J.将推开的氧化锌用拌刀尖收起；K.最后成型

（二）玻璃离子水门汀调拌（图8-2-7）

取粉液原则：严格按照厂家要求粉、液比例进行调拌，先取粉后取液。取粉剂：用手轻拍瓶体的四周，将粉打散，用专用取粉勺取1平勺粉剂（将多余的粉在瓶口处刮净），放入调拌纸上；取液：将液体瓶取出倒置，轻弹瓶体将气泡弹出，垂直滴入调拌纸上1

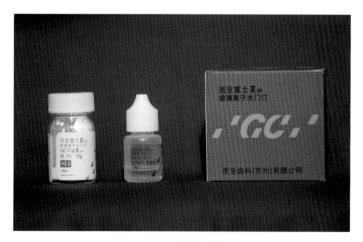

图8-2-7 玻璃离子水门汀

滴。粉液放置距离1~2cm，擦净瓶口及时盖好瓶盖。

调拌原则：将粉剂分成两份，将液体用专用拌刀涂平，先将一份粉剂拌入液体中（10秒），呈稀稠状将第二份粉剂加入调拌，呈面团状即可（15秒）。时间：25~30秒。手法采用推拉或旋转研磨的方法均可（图8-2-8）。

（三）藻酸盐印模粉调拌

选取合适的托盘，根据托盘的大小及口内的情况，取合适的粉置于橡皮碗内，取适量的水加入进行调拌（粉、液比例严格执行厂家要求的剂量进行配比，否则会影响其印模弹性及强度）。调拌时将水逐渐加入粉中，拌刀将粉与水在橡皮碗中轻调20秒，然后增加调

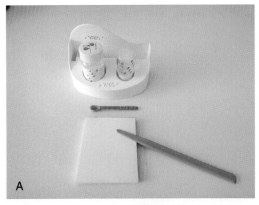
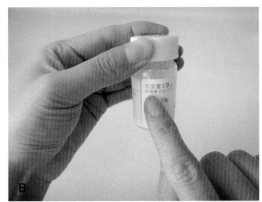
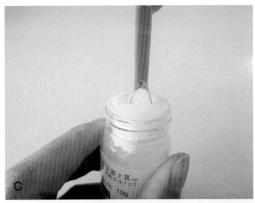
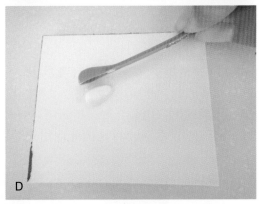
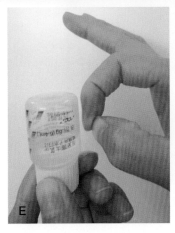
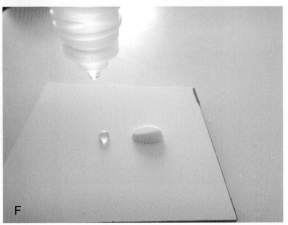

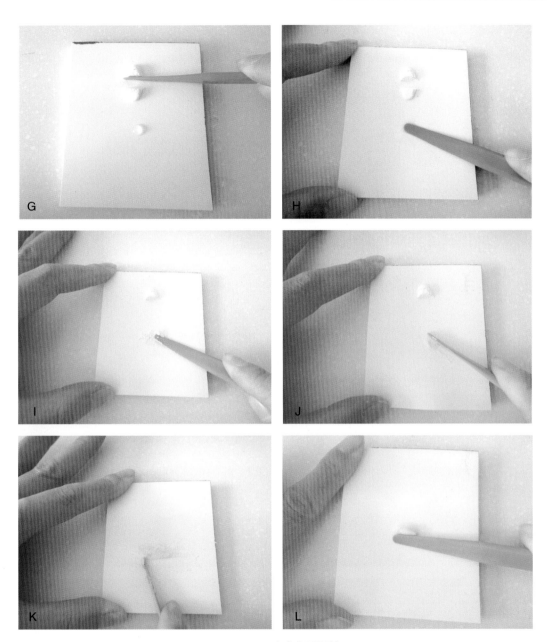

图8-2-8 玻璃离子调拌

A.材料准备　B.弹开瓶口气泡　C.垂直滴在调拌纸上　D.将粉拍松　E.取粉剂时将多余的粉在瓶口处刮去　F.粉剂放置调拌纸上　G.粉剂分成两份　H.液体摊开　I.第一份粉加入液体中　J.快速调拌　K.第二份粉加入液体中　L.调拌结束

拌速度以200r/m为宜。快速调匀成奶油状，收拢后将材料放置在橡皮碗的一侧反复用拌刀挤压气泡进行排气。放入上颌托盘时，材料成团由后向前推放；下颌托盘时，应将材料呈条状由一端向另一端旋转盛入（图8-2-9）。

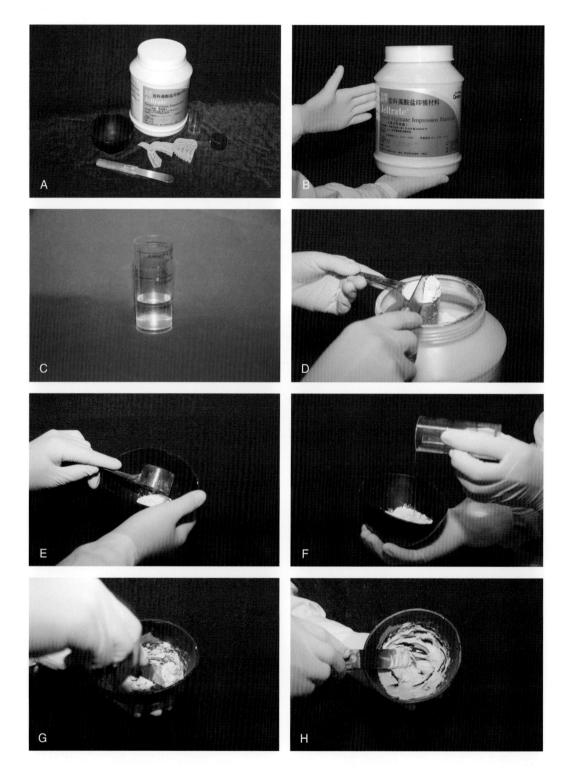

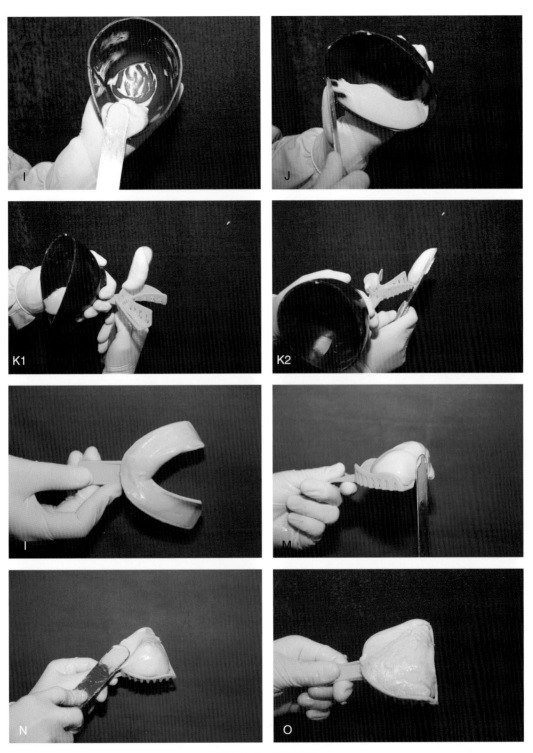

图8-2-9 印模调拌

A.准备材料 B.将粉拍散 C.根据所取模型取液 D.根据所取模型取粉 E.将粉倒入橡皮碗内 F.加入液体 G.开始轻调20秒 H.增加调拌速度 200r/m I.将材料收拢 J.反复排气 K1、K2.下颌托盘时，将材料成条状由一端向另一端旋转盛入 L.成型 M.上颌托盘时，材料成团 N.由后向前推放 O.成型

四、整 理 用 物

调拌结束后，应及时清理用物，避免长时间的放置使其材料结固后对调和板及调拌刀的清洁带来不便。糊剂类型及未干的印模材料可采用纸或棉条擦拭清洁，玻璃离子水门汀可采用乙醇棉擦拭清洁，磷酸锌水门汀和聚羧酸锌水门汀可采用水清洗（图8-2-10）。所有用物整理结束后，进行七步洗手法或进行卫生手消毒。

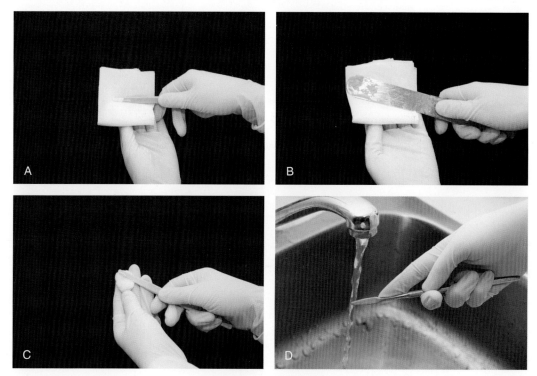

图8-2-10 擦拭清理
A.纸巾擦拭清洁　B.纸巾擦拭清洁　C.乙醇棉擦拭清洁　D.水清洗

五、注 意 事 项

1. 严格按照比例进行调拌。

2. 以上做基底料时，必须在30秒~1分钟内完成，调拌的太快产热多，调拌的太慢使其黏性增大，调拌的快与慢都可使基底料加快结固，缩短操作时间。粉、液取用后应立即将瓶盖旋紧，以免粉剂受潮，液体吸水或脱水都可影响其结固的质量。

3. 调拌刀与调拌板之间应是面与面的接触，如调拌过程中粉液没有进行充分均匀的混合，致使基底材料稀稠度不均匀。调拌过程中粉液没有进行充分均匀的混合，致使基底材料稀稠度不均匀，过稠时弃之重调，中途不可加粉、液。

4. 注意防水、干燥。若调拌器具不干燥（粘有水、消毒液等），影响材料的调拌及强度、粘合度等性能。

5. 调拌完毕后将器械擦拭干净。

6. 节约材料，用多少，取多少，调多少。用剩的材料不可放回瓶内，避免污染。

7. 制取印模时调拌应在1分钟之内完成，尽量将气排净，以免取模时会出现气泡或不完整。

第三节　器械传递和吸引

一、器械传递

器械传递是指根据医师的操作程序，当用完前一种器械，需要用后一种器械时，医师与护士之间进行两种器械的交换。护士将器械传递到医师手中时，医师能以轻松的、正确的姿势握住器械，而不需要变换手指的位置来取得舒适的姿势。

（一）镊子的传递

镊子不夹取物体时，护士应拿住非工作端，医师以持笔势握持。镊子夹取物体时，护士应拿住工作端，留出足够的位置，而后医师可保持正常的握姿（如镊子可锁住，护士仍握非工作端）。医师用完后，护士应拿住镊子的工作端取回（图8-3-1）。

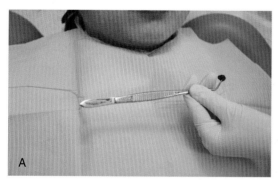
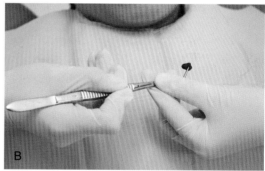
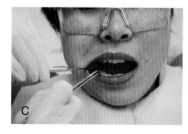
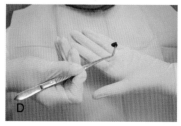
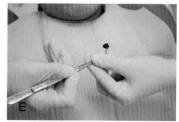

图8-3-1　镊子的传递

A.护士应拿住非工作端　B.医师握住工作端，护士松手　C.使用中　D.护士左手打开准备取回用完的镊子　E.护士握住非工作端，医师松手，护士取回

（二）口镜与探针的传递

护士左手持探针的非工作端，右手持口镜柄的下1/3，交于医师手中。当医师用完后用相反的过程取回（图8-3-2）。

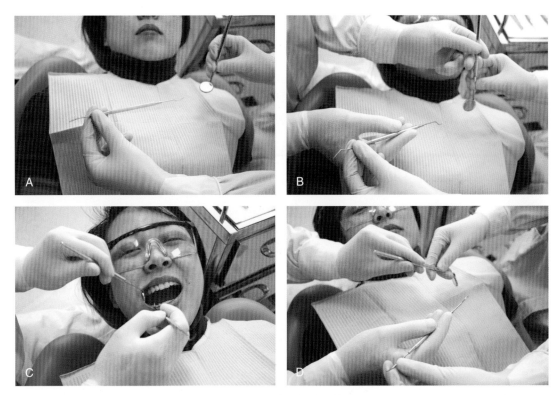

图8-3-2　口镜与探针的传递

A.左手持探针，右手持口镜　B.医师接取器械　C.使用中　D.使用结束后护士握非工作端取回

（三）手用器械的传递

1. 单手传递　用左手的大拇指、示指及中指拿住待用器械的工作端递与医师手中（工作头应对于患者），医师握住器械后，护士松手。待医师使用完器械后，医师将器械立起后，护士用左手的小拇指勾住使用完毕器械工作端取回。如有需要，步骤同上。这种方法简单易学，不会引起护士手腕的扭曲，能有效地用于各种器械的传递（图8-3-3）。

2. 双手传递　护士用右手握住待用器械的工作端，左手握住已使用完毕器械的非工作端，医师松开已使用完毕器械，护士将已使用完毕器械撤开的同时将待用器械交医师手中。当医师使用待用器械时，护士将右手移向自己，接受左手递回的已使用完毕器械。如有需要，步骤同上。两种器械的传递是在椭圆形传递范围内完成的，它具有通畅、简捷、互不干扰的优点（8-3-4）。

（四）注射器的传递

护士左手大拇指及中指、示指握住注射器的针筒，右手持持针器捏住护针帽，针栓部对医师。当医师将注射器拿稳后，护士松开左手，同时用持针器将护针帽打开。当医师用完后，护士左手接针管，将注射器从患者胸前挪开，右手用持针器将护针帽套好（图8-3-5）。

（五）交替扩大针

护士左手的大拇指、示指及中指夹以75%的乙醇纱布，小拇指套取戒尺，右手拿取扩

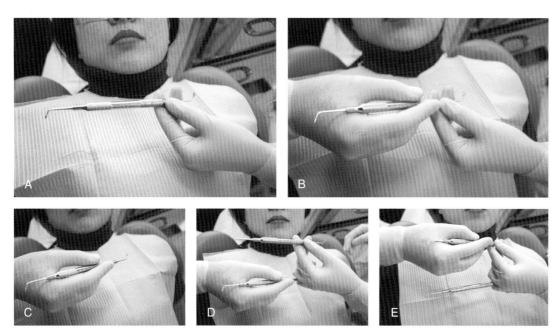

图8-3-3 单手传递
A.护士手持工作端　B.医师接取　C.使用中　D.交换　E.传递完成

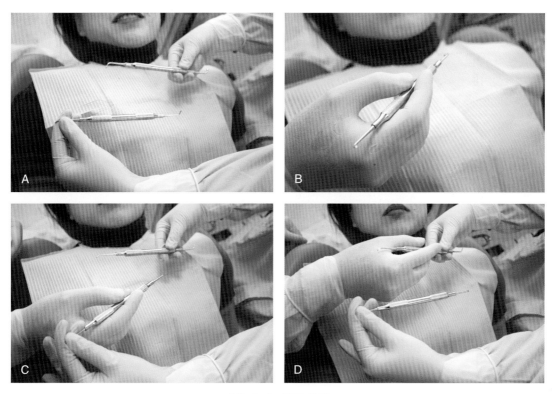

图8-3-4 双手传递
A.护士双手分别握持器械　B.医师使用中　C.护士取回用完器械　D.医师拿取待用器械

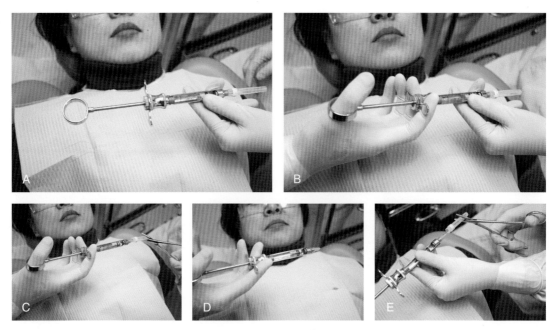

图8-3-5　注射器的传递

A.左手大拇指及中指、示指握住注射器的针筒　B.医师拿取　C.右手持持针器捏住护针帽并取下　D.使用　E.护士左手接针管，右手用持针器将护针帽套好

大针。右手拿取所需型号的扩大针，在戒尺上量好所需的长度，工作端放入大拇指与示指之间，将扩大针的非工作端呈45°角交于医师。在医师使用时，护士可准备下一个型号扩大针待用。医师用完的扩大针，将其放在患者口外，护士用中指和示指夹取用完的扩大针，同时将刚才准备好待用扩大针的非工作端呈45°角交于医师。如有需要，步骤同上（图8-3-6）。

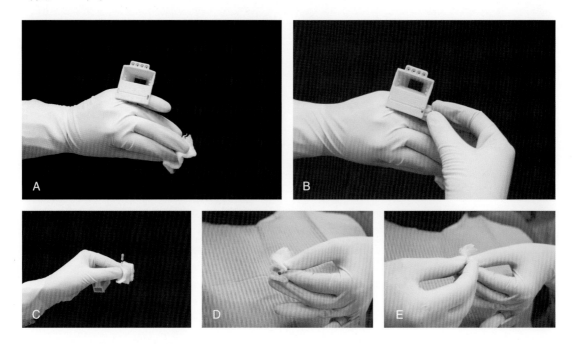

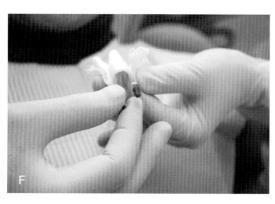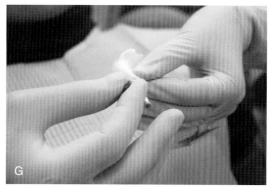

图8-3-6 交替扩大针

A.左手小拇指戴戒尺，捏住纱布 B.扩大针定长 C.工作端放入大拇指与示指之间 D.扩大针非工作端呈45°角交于医师； E.医师拿取使用 F.护士用中指和示指夹取用完的扩大针 G.医师接取护士大拇指与示指之间新扩大针

（六）注意事项

1. 护士应熟悉整个治疗程序，了解每位医师的习惯，掌握在操作过程中每一步将要使用的器械。

2. 医师用完器械后，将器械的工作端离开患牙，将器械外移5cm，向护士示意器械使用完毕。

二、吸 引 技 术

正确地使用吸引器，能高效率地吸取口内冷却水、唾液和残屑，同时它还可以牵拉患者的口唇、颊及舌体组织，不但提高医师的手术视野的清晰度，又起到保护患者软组织的作用。

（一）常用吸引器头（图8-3-7）

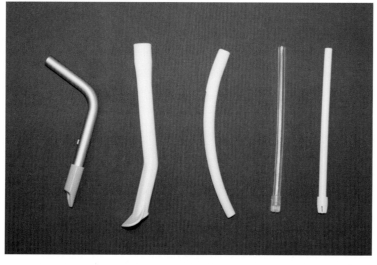

图8-3-7 各种吸引器头

1. 弱吸头　大多为一次性用品，可弯成各种形状，放置在不同部位。

2. 钝角吸引器　硬塑料制成，头部突出可用于牵拉口角及软组织，弊端：厚度及宽度较大，占据口腔很大部分。

3. 直角型吸引器　轻铝合金制成，在头部安装一个乙烯橡胶制成的橡胶头，橡胶头可随不同牙位角度进行转动调节，可脱卸进行消毒。

（二）持方法

1. 执笔法（图8-3-8）。

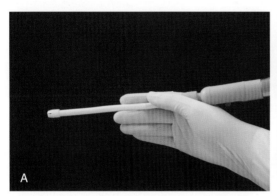
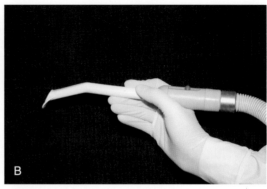

图8-3-8　持笔法
A.弱吸执笔法　B.强吸执笔法

2. 反掌拇指法（图8-3-9）。

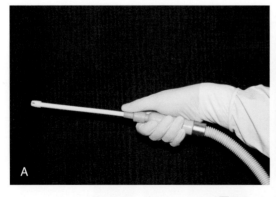
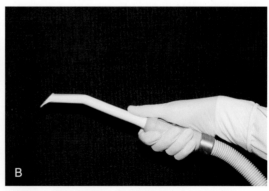

图8-3-9　反掌拇指法
A.弱吸反掌拇指法　B.强吸反掌拇指法

（三）吸引器放置原则

1. 护士吸引时必须用右手握持。

2. 护士吸引时手和吸引器不可干扰医师的工作区。

3. 不可触及软腭，不可超过前腭弓以免引起咽反射。

4. 吸引器前端的斜面应与牙齿的颊舌面平行。

5. 如使用慢机备洞型时还应加上三用枪以便及时吸去粉尘及残屑。

（四）各个区域的吸引（图8-3-10）

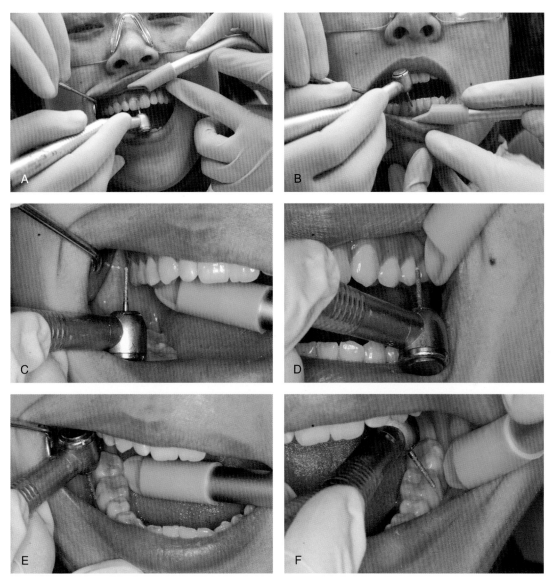

图8-3-10　各个区域的吸引
A.上前牙唇侧　B.下前牙唇侧　C.右上后牙　D.左上后牙　E.右下后牙　F.左下后牙

（赵蕊妮　王捍国　韩　冰　刘晓燕）

牙科临床规范化操作图谱（第2版）

ATLAS OF STANDARDIZED OPERATION IN DENTAL CLINIC

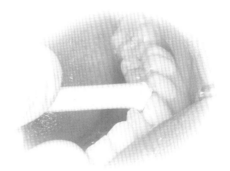

第九章

接诊特殊患者时的规范
化操作

第一节　牙科畏惧症患者

牙科畏惧症，又称牙科焦虑症，是指对牙科诊治过程产生的特殊心理和行为表现，如紧张、焦虑、恐惧等。儿童和女性的发生率及畏惧程度明显高于男性。

一、牙科畏惧症的危害

1. 降低了早期就诊率。
2. 降低了诊疗质量。
3. 降低了工作效率。
4. 恶化了医患关系。

二、牙科畏惧症的临床表现

1. 不自在　愿意并能准确回答医师的提问，面部表情不自在；手放置不自然，偶尔抬起表示不舒服；有时屏住呼吸，胸部抬高；诊治全过程紧张，但能配合治疗。
2. 紧张　回答问题尚准确，说话声调和速度等因紧张而改变，有时沉默，有时叫喊，手常悬空，但不明显影响医师的操作。
3. 勉强　欲拒绝治疗，声称不愿治疗，哭叫，手常抬起，意欲阻挡操作，需要命令式的语言方能操作，诊治过程困难。
4. 恐惧　语言交流尚可，持续哭闹，身体不停地扭动，偶需按压，操作很困难，诊治工作受到明显影响。
5. 失控　高声哭叫，命令式的语言已无效，完全不听话，本能地拼命挣扎，欲逃避治疗，需按压才能实施操作。

三、医师行为规范

1. 医护人员要态度和蔼、有耐心；鼓励患者倾诉，认真听取患者表述，做好心理疏导工作。
2. 对患者进行细致的检查，很快地确定治疗方案，让患者参与制订治疗计划。
3. 在治疗前向患者介绍治疗仪器和设备的名称、用途，特别是对可能产生恐惧的器械详加说明，让患者明白各种器械的功能。如实说明疼痛可能产生的时间和程度。
4. 采用无痛治疗技术，说服有必要麻醉的患者使用麻醉剂。局部注射麻药或氧化亚氮麻醉后，再进行治疗（图9-1-1）。
5. 进行各项操作时，动作尽量轻柔，以减少患者在术中的疼痛与不适感。
6. 时刻提醒患者要放松，适时调整体位，治疗间隙与患者轻松聊天，缓解患者的焦虑

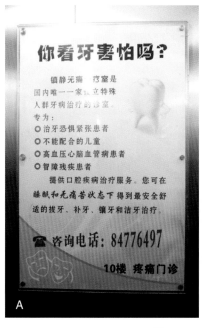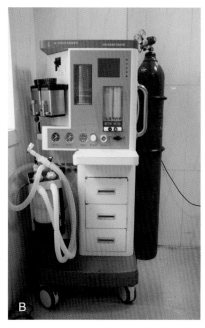

图9-1-1　无痛治疗
A.宣传栏　B.氧化亚氮麻醉仪

不安。

7. 患者感到不适时应及时停下来关心、安慰患者，对患者的良好表现和合作给予称赞与表扬。

8. 尽量缩短整个治疗的过程。

9. 结束治疗后做好健康宣教和叮嘱注意事项，使患者减少对术后的恐惧感。

四、护理行为规范

1. 服务态度热情　护理人员应对牙科恐惧患者有高度的同情心，做到主动服务，护理好每一位患者，不为患者增加人为的恐惧，使患者对医护人员的恐惧感降到最低。

2. 做好解释工作　术前、术中、术后应耐心地向患者解释，使其对整个治疗过程有一个基本的认识，并倾听患者对这些治疗方案的意见，使其在治疗过程中做到主动配合医护人员。

3. 加强椅旁护理　让患者在治疗过程中获得安全的保证，减少不良刺激。在整个治疗过程中，一切以患者为中心，使患者在整个治疗过程中处于最佳心理状态。

4. 改善诊治环境　美化诊室环境（图9-1-2），转移患者的注意力，降低患者的恐惧情绪；患者如果害怕听到磨牙的声音，护士可在椅旁放一些轻音乐，或给患者佩戴耳机，来缓解患者的紧张情绪。护士对患者做好心理指导，使其消除紧张情绪，以放松的、平静的心态接受诊疗。

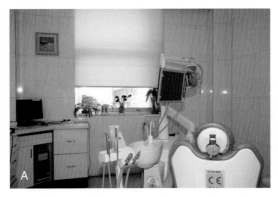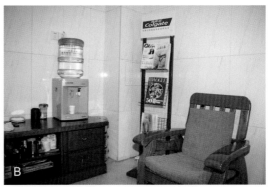

图9-1-2　诊室、候诊室
A.诊室　B.候诊室

第二节　儿　童　患　者

在儿童口腔疾病（包括龋病、牙髓病和根尖病等）的治疗过程中，由于患儿年龄较小，自我控制能力较差，以及陌生的诊疗环境、难闻的药水、治疗时所造成的不适，使儿童对治疗过程产生了恐惧感，甚至出现拒绝牙科诊疗的行为，往往给治疗造成很大困难，有时可能引起治疗中断，甚至口腔组织损伤，给患儿造成痛苦。医护人员应从语言或行动上给患儿以心理安慰，消除其恐惧心理，以取得患儿的信任与合作。

一、环　　境

1. 候诊室　儿童对口腔治疗最容易产生恐惧，可在候诊室放置可爱的牙齿卡通形象和玩具，使患儿在候诊中间熟悉牙科治疗环境，减少了患儿在诊疗过程中的恐惧（图9-2-1）。

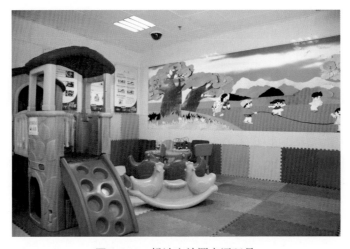

图9-2-1　候诊室放置卡通玩具

2. 诊疗室　儿童治疗室环境要适应儿童心理特点，符合儿童审美情趣。治疗室布置应家庭化、幼儿化，诊疗室内可放置一些玩具、儿童读物，还可播放动画片，分散患儿的注意力，从而减少对口腔诊疗的恐惧感（图9-2-2）。

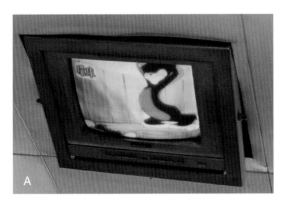
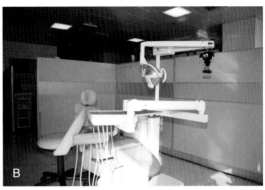

图9-2-2　播放动画片、放置可爱玩具
A.播放动画片　B.放置可爱玩具

二、规范化操作

（一）医师行为规范

1. 儿童口腔科医师应有足够的耐心，每次治疗之前最好采用tell-show-do的方式，并用儿童容易理解的语言进行告知，如钻牙说成"给牙齿洗洗澡"，并在磨牙之前让患儿手掌感受涡轮手机的水雾，然后再进行口腔操作。

2. 儿童耐受力差，为使患儿治疗时无疼痛或不适，尽量通过注射黏膜表面麻醉剂之后，再进行浸润或阻滞麻醉，做到无痛操作，从而取得其配合。每次治疗时间不宜过长，不宜同时进行过多牙齿的治疗。对于多颗牙龋坏的低龄儿童、智力残疾和对牙齿治疗极度恐惧的儿童，宜采用儿童牙科全麻技术（dental general anesthesia，DGA）。它是使用麻醉药物（吸入气体或注射药物，或者两者联合应用），使患儿进入无意识状态，完全没有能力自主保持生理功能，如呼吸和保护性反射等，是在严密的监护下进行牙科治疗的一种行为管理技术。由训练有素的麻醉师和儿童口腔科医师共同完成。

3. 儿童张口度小，唾液多，易突然乱动。医师要有娴熟的技能，具有在困难条件下，快速诊断、处理的能力，操作应轻、快、准，避免不必要的致痛。

4. Ⅰ类洞及敏感者不必强行开髓，隔薄层牙本质封药也能失活牙髓。揭髓顶切冠髓时，钻头要一次性到根管口，把冠髓切断。

5. 乳牙深龋与慢性牙髓炎较难区别，可先钻掉无基釉，扩大洞口，再用小而锐利挖匙去除软龋，根据龋质和洞深判明牙髓状态。

6. 开髓用钻头找准髓角"点"一下，把握好瞬间力量。如患儿痛哭，马上让他漱口，分散其注意力。去除大块软龋时能露髓更好，使患儿不对涡轮机留下恐惧印象。

7. 许多乳牙尖周炎根髓有活力，彻底去除冠髓是控制炎症和止痛的关键，耐受力差的患儿，保留根管中下段活髓也有较高疗效。

8. 使用开口器强制治疗时，患儿头肩手脚的固定是关键，最好采用专用的椅位固定装置。医师要镇定果断，避免手忙脚乱，否则会使患儿对医师缺乏信心而更加哭闹（图9-2-3）。

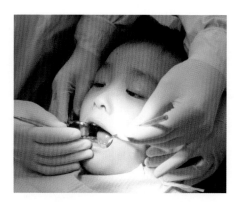

图9-2-3　开口器强制治疗

（二）护理行为规范

1. 护理人员应态度和蔼、耐心细致。可请家长把孩子抱在怀里坐在椅位上，护理人员则半跪在地上同患儿进行交流，慢慢拉近与患儿的距离。为了让患儿能配合治疗，护理人员也可把孩子抱在自己怀里做检查，声音亲切，手法轻柔（图9-2-4）。

2. 根据需要及时准备好所用的器械和材料，并配合医师做好隔湿吸唾工作，各项护理操作应准确、熟练、细致，确保整个治疗过程在较短的时间内完成。

3. 医护人员还可以适当地应用一些行为诱导的方法，可与患儿进行语言交流，鼓励法为主；也可使用奖励法、示范法、无痛法、短时操作法、适应法、环境感化法、家长陪伴法等，都可以使患儿取得相应的配合，操作顺利进行（图9-2-5）。

4. 治疗完毕，可表扬患儿的配合，也可向患儿赠送小玩具，以示鼓励。还可为患儿制作个性化病历，记载患儿的成长过程。所有这些，都尽可能地淡化了患儿对牙科诊疗的恐惧。

5. 加强健康教育　向儿童和家长宣传预防牙病的相关知识，使儿童建立良好的口腔卫生习惯；并嘱家长可带患儿定期进行口腔健康检查，达到无病预防、有病早治、防止病情加重的目的（图9-2-6）。

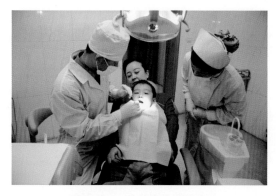

图9-2-4　家长陪患儿治疗

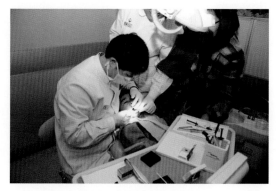

图9-2-5　家长陪伴法

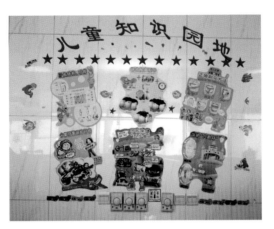

图9-2-6 儿童知识园地

第三节 残障、低能患者

1. 对残障患者和低能患者，应建立专门档案，分类管理。病例首页应就患者的情况做大致说明。首页注明患者大致情况、注意事项等（图9-3-1）。

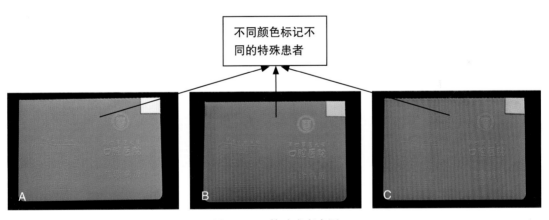

不同颜色标记不同的特殊患者

图9-3-1 特殊患者病历

2. 残障患者大多行动不便，就诊准备时就要主动给予应有的协助，尽量使用无障碍设施，方便残疾患者移动。有些必须在轮椅上进行治疗的患者，要有相应的设施，墙壁安装易手扶。无扶手牙椅，方便患者上下椅位（图9-3-2）。

3. 对于交流有障碍的患者，采用多种手段，确保与患者的深入交流。在残疾患者的口腔治疗中，要有必要的心理辅助治疗。对于聋哑患者，如能识字，可用电脑打字进行交流；如不能打字，可手写字进行交流；无法进行语言交流的患者，应增加肢体语言辅助交流，或用手语交流（图9-3-3）。

4. 由于残疾患者自身的疾病和不便，在口腔治疗过程中，应尽量采取方法简单、疗程短的治疗方式，避免繁琐的治疗程序带来更多的痛苦。对无法完成配合的患者，可考虑镇

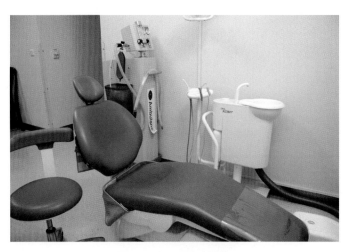

图9-3-2　无扶手牙椅

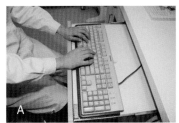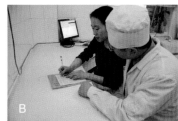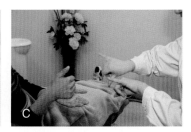

图9-3-3　多种交流方法
A.打字交流　B.手写字交流　C.手语交流

静麻醉的方式，但注意选择合适的适应证，严格控制禁忌证。获得患者或监护人同意，并签署知情同意书（图9-3-4）。

5. 医疗安全要求更高，治疗中防范各种意外事故的措施要更健全。有些残疾患者在智力发育上、反应的敏捷程度上、治疗主动配合上不如健全人。

（1）对残疾患者在治疗时要有更可靠的防范措施，防止意外发生，可协助患者就诊、上下椅位（图9-3-5）。

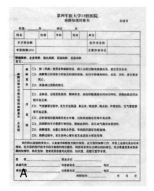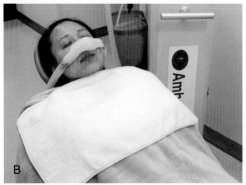

图9-3-4　麻醉志愿书、麻醉后
A.麻醉志愿书　B.麻醉后

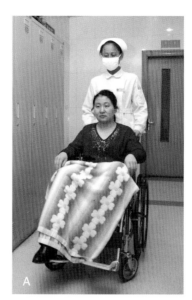

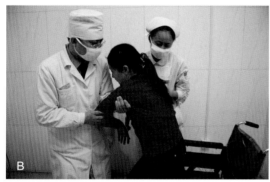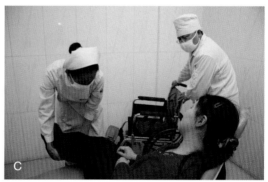

图9-3-5 协助患者就诊

（2）治疗中使用橡皮障、吸引器、操作器械上穿线等，减少患者不必要的活动。

（3）对不能使用橡皮障的患者，使用咬合垫或者开口器（图9-3-6）。

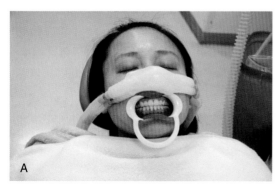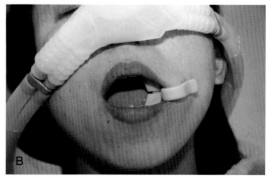

图9-3-6 使用开口器、咬合垫

A.使用开口器　B.使用咬合垫

（4）治疗过程中对患者采取必要的保护措施或肢体干预措施（图9-3-7）。

6. 注意残疾患者口腔预防保健。治疗完毕后，对患者监护人进行必要的健康教育，做好患者口腔卫生的维护（图9-3-8）。

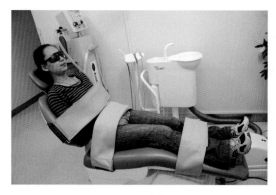

图9-3-7　肢体干预

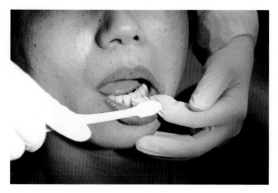

图9-3-8　口腔预防保健

第四节　老年患者

老年人的口腔状况与全身情况一样，随着年龄增加都会发生相应的变化。口腔疾病是老年人的常见病和多发病，老年人的口腔疾病发生呈上升趋势。由于老年人的增龄性变化，受生理和心理等特点影响，老年人口腔疾病具有特殊性。

一、环　　境

1. 老年人的就诊环境要安静、整洁、明亮、舒适、安全。若患者患有高血压、心脏病等慢性疾病或身体素质较差者，在就诊椅位附近，应放置常规急救药箱（见附件）、心电监护仪等急救仪器。

2. 急救药品及器具应做到"一专"：专人负责，妥善管理；"二及时"：及时请领补充，及时检查维修；"三无"：无责任性损坏，无药品过期失效、变质，无器材性能失灵；"四定"：定数、定位、定卡片、定期检查。各种药品无破损、变质，标签明显，字迹清楚，有效期至今应大于3个月。急救器具性能良好，处于备用状态。

二、规范化操作

1. 接诊老年人患者时要态度和蔼，尊敬患者，多给予关爱；老年患者行走不便，可在接诊时搀扶患者到就诊椅位。

2. 接诊时向患者以及陪人做好解释工作，取得患者的配合及陪人的信任。

3. 术前应检查椅位的升降功能，注意老年人在上、下椅位时的安全（图9-4-1）。

4. 接诊时应详细询问老年人的病史，并做更细致的检查，以防误诊。

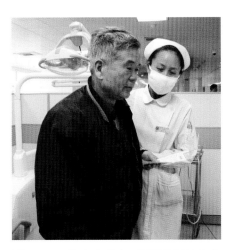

图9-4-1 注意患者上、下椅位时的安全

5. 如老年患者身体素质较差，有多种并发症，可留陪人陪伴患者。

6. 确诊治疗方案后应向患者及陪人解释整个治疗的过程、所需时间以及费用，征得同意后方可进行治疗。

7. 老年患者需要注射麻药时，应再次询问患者的病史和进食情况，如空腹，指导患者进食后方可进行局部麻醉，防止老年患者虚脱，从而诱发并发症。

8. 了解患者有无其他部位的并发症，必要时可在心电监护下注射麻药（图9-4-2）。

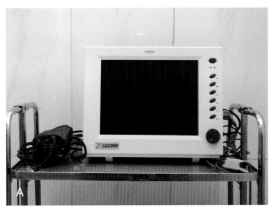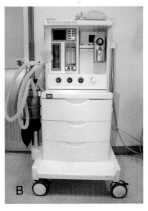

图9-4-2 心电监护仪、麻醉仪
A.心电监护仪　B.麻醉仪

9. 在抽吸麻药时应检查药物的名称、性状、有效期等；抽吸麻醉药品后，检查针栓是否固定，确认针头通畅。

10. 注意观察患者局部麻醉后的反应，在治疗过程中应时刻注意观察患者的血压以及面色，及时询问、了解患者的感觉，如发生异常，及时抢救。

11. 术中操作应轻柔、准确，避免造成对牙周组织的损伤。

12. 老年人在术中有其他需求（如上厕所、拍牙片等）可有专人陪同（图9-4-3），辅助老年人上下椅位。

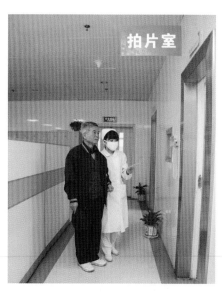

图9-4-3 陪同患者拍牙片

13. 治疗过程如果太长，避免老年人长时间的张口过度，可让患者适当休息，以取得患者更好的配合。

14. 治疗完毕后椅位应缓慢复位，以防止引起体位性低血压而使老年患者出现晕厥。

15. 做好术后的健康宣教，并嘱老年患者定期进行口腔检查。

第五节　高感染患者（乙型肝炎、艾滋病等）

一、个人防护

在接诊高传染性患者时要做好个人的预防保护（图9-5-1）。

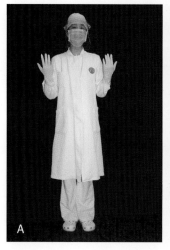
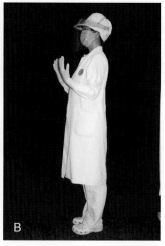

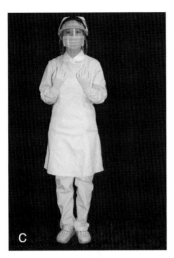
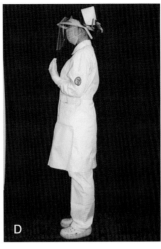

图9-5-1 医护人员的个人防护

A、B.医师个人防护 C、D.护士个人防护

二、防止交叉感染

1. 在每一次治疗操作前后都必须严格按照规定用消毒液浸泡和用肥皂流动水洗手。

2. 在为高感染患者进行治疗时，医务人员切忌戴着手套进行其他工作，如取物、写病历、接电话等，防止造成清洁区的污染，导致交叉感染（图9-5-2）。

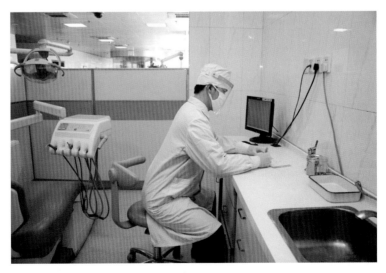

图9-5-2 操作过程中不可写病历

3. 高感染患者所用过的器械用有效浓度消毒液（如2%戊二醛浸泡或含氯消毒剂）浸泡消毒后刷洗，再分类进行高压灭菌、煮沸灭菌或化学消毒剂灭菌。

4. 高感染患者所用过的一次性用品或敷料应焚烧处理。

5. 高感染患者的标本要标明记号送检，并妥善处理。

（张 芳 范晓敏 姜 永）

附　件

急救药品箱目录

名称		规格	数量
一般用物	血压计	台	1
	听诊器	个	1
	温度计	支	1
	氧气袋	个	1
	鼻导管	支	3
	瞳孔笔	支	1
	安尔碘	瓶	1
	输液器	副	2
	注射器	50毫升/支	2
		5毫升/支	2
		2毫升/支	2
	砂轮片	片	1
	胶布	卷	1
	刀片	11号	1
		15号	1
	棉签	包	2
	止血带	根	1
	3号刀柄	把	1
片剂	硝酸甘油	0.5克/片	2
丸剂	速效救心丸	粒	大于10
针剂	盐酸肾上腺素注射液	1毫克/支	2
	盐酸多巴胺注射液	20毫克/支	2
	硫酸阿托品注射液	0.5毫克/支	2
	氨茶碱注射液	0.25克/支	2
	地塞米松注射液	5毫克/支	2
	氢化可的松注射液	25毫克/支	2
	去乙酰毛花甙注射液	0.4毫克/支	2
	盐酸利多卡因注射液	0.1克/支	2
	呋塞米注射液	20毫克/支	2
	地西泮注射液	10毫克/支	2

续表

名称		规格	数量
液体	5%葡萄糖液	250毫升/瓶	1
	50%葡萄糖液	20毫升/支	1
	乳酸格林纳注射液	500毫升/瓶	1

参 考 文 献

1. 樊明文.牙体牙髓病学.第3版.北京：人民卫生出版社，2008

2. 邱蔚六.口腔颌面外科学.第6版.北京：人民卫生出版社，2008

3. 赵铱民.口腔修复学.第6版.北京：人民卫生出版社，2008

4. 孟焕新.牙周病学.第3版.北京剂人民卫生出版社，2008

5. 马绪臣.口腔颌面医学影像诊断学.第5版.北京：人民卫生出版社，2008

6. 傅民魁.，口腔正畸学.第5版.北京：人民卫生出版社，2008

7. 石四箴.儿童口腔医学.第5版.北京：人民卫生出版社，2008

8. 中华医学会.临床技术操作规范（口腔医学分册）.北京：人民军医出版社，2004

9. 史俊南.现代口内科学.第2版.北京：高等教育出版社，2004

10. 刘锋.口腔数码摄影.第2版.北京：人民卫生出版社，2011

11. 贾培增，杜立.口腔医学数码摄影.北京：中国科学技术出版社，2007

12. John I Ingle，Leif K Bakland. Endodontics. 5th ed. Hamilton Ontario：B.C. Decker Inc.，2009

29桂